J-IDEO PLUS

April 2020 Vol.4 extra issue

新型コロナウイルス感染症 (COVID-19)

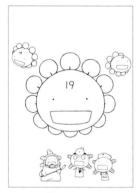

cover illustration
石川雅之

JN126762

COVID-19 の正体

岩田健太郎 *Kentaro Iwata*

神戸大学大学院医学研究科 微生物感染症学講座感染治療学

新型コロナウイルス感染症（COVID-19）は他のコロナウイルス感染症とは異なる．風邪でもないし，SARS でも MERS でもない．インフルエンザとも違う．我々は，少なくともぼくはその「正体」を長く見誤っていたと思う．特に，基本再生産数（R_0）みたいな概念に混乱させられていた．

R_0 が悪いのではない．そこに数値以上のクオリアを見いだせていなかったのだ．

2020 年 1 月に新型コロナの輸入例がどう広がっていくか，シミュレーションをし，これを発表した（Preprint）．

https://www.preprints.org/
manuscript/202002.0179/v1

ぼくは予測の専門家ではなく，あくまでも一介の臨床屋だ．なので，これは「予測」ではなく，あくまでも「シミュレーション」である．すべてを「想定内」にするためのシミュレーション．

この SEIR モデルを根拠とすれば，R_0 は force of infection＝beta と発症から受診までの日数の逆数 nu で beta/nu で計算できる．つまり，よくある「このウイルスは潜伏期間が長いから感染が広がりやすい」わけではな

いのだ．もちろん，潜伏期間は感染者の移動する余裕を与えるから「範囲」という意味ではそれは正しい．しかし，例えばクルーズ船内の感染拡大とかいう文脈においてはそれは正しくない（ただし，無症候者の感染可能性はここでは無視していることには注意）．

さて，シミュレーションによると，「たとえ同じウイルスでも」感染者が発症してから受診するまでの時間が違うとずいぶん二次感染のインパクトが変わる．感染症の広がりはウイルスだけが決めるのではない．社会や個人の振る舞いも大きく影響するのだ．よって海外の R_0 とかが他のセッティングでそのままアプライできるとは限らない．

ぼくはこのプロットを見たとき，最初「あ，日本だと大丈夫かな」と思った．新型インフルの記憶が残っていたからだ．新型インフルのときは，患者さんは熱が出ると即座に病院にやってきた．ときには 30 分以内に．そんなに慌てなくてもインフルはたいてい勝手に治るのに．

しかし，この記憶が判断を誤らせた．

COVID-19 はインフルと違い，発症初期は軽症なのだ．風邪と対して変わらない．「普通

の日本人」なら風邪くらいでは絶対に休まない．通勤，通学して，社会でウイルスを広げてしまう．そして，7日経つと，一部の人は重症化するのだ．まるで日本社会に合わせて進化してきたかのような，実に厄介なウイルスなのである．このへんの広がりのクオリアは，R_0という数字からは伝わらない．

　R_0は人の行動などに影響され，単にウイルスのプロパティだけで決まるのではない．しかし，COVID-19に関して言えば，ウイルスの属性そのものが人の活動を規定するのだ．特に日本では．なんという狡猾な（コロナウイルスにキャラがあれば，の話だが）ウイルスだろう．

　自宅内でも「軽症の風邪」であれば，感染管理も難儀だろう．特にこのウイルスは接触感染のインパクトが大きいことがわかっている．環境中にも長く生存し，手からの接触で感染が広がりやすい．クルーズ船，ダイヤモンド・プリンセス号であれだけ多くの患者が発生した理由も，飛沫感染よりも接触感染のインパクトの方が大きいのかもしれない（ここでゾーニングの話をすべきなのかもしれないが，本筋をずれるのであえて述べない）．

　やたらにPCRなどの検査をしない．病気になっても必ずしも病院に行かない．薬を飲まない．病気のときは会社を休む．満員電車に乗らない．マスクは着けない（なくなると困るから）．COVID-19はまさに，我々日本社会の日本人にどっぷりと浸かったエートスに対する挑戦状のような疾患だ．我々が「当然」「当たり前」と思っていたエートスを全放棄しないと対峙できないウイルス感染症だ．もちろん，空気や調和よりも事実や専門性を優先させる，といった「国際化」も重要だ．そもそも，病気になったら病院に行き，薬を飲み，検査をして，会社を休まず，満員電車に乗ってマスクを着けるのはそうした空気に合わせる同調圧力のなせる業なのだから．

　COVID-19を克服するのは，日本の古き良き伝統的エートスを克服することだ．この改革，パラダイムシフトを歓迎する人達もいるだろう．古き良き時代を懐かしみ，不愉快に思う人もいるとは思う．

　が，科学的にはそれが適切解なのである．臨床医学・公衆衛生では「結果を出すこと」だけが大事なのだ．世界中で起きているCOVID-19との戦い．日本は，結果を出せるだろうか．

文章の内容は個人の意見で所属先のそれとは無関係です．

新型コロナウイルス感染症（COVID-19）

忽那賢志
Satoshi Kutsuna

国立国際医療研究センター 国際感染症センター

3 月 9 日，中外医学社 Online（https://note.com/chugaiigaku）にて先行公開した総説に 3 月 23 日時点での最新の知見を追記して頂きました．

ポイント

- 新型コロナウイルス感染症（COVID-19）は SARS-CoV-2 による呼吸器感染症である.
- 2020 年 3 月 7 日現在，世界中で 101,927 人の感染者が報告されており，日本では 462 人の感染者が報告されている.
- 現時点では不明な部分があるものの，接触感染および飛沫感染による伝播が主体と考えられている.
- 発症から数日～1 週間ほど上気道炎症状が続き，一部の患者では肺炎症状が悪化し重症化する．基礎疾患のある患者および高齢者は重症化のリスクファクターである.
- 鼻咽頭スワブまたは喀痰の PCR 検査で SARS-CoV-2 を検出することで診断する.
- 治療は対症療法が主体となる．現時点では有効な治療薬はないが，複数の薬剤の有効性が検討されている.
- 感染対策は標準予防策に加え，接触予防策，飛沫予防策を遵守し，エアロゾル発生手技を行う際には空気予防策を行う.

病原体

　これまでにヒトに感染するコロナウイルスは 4 種類知られており，かぜの原因の 10～15％を占める原因ウイルスである．ヒトコロナウイルスによる急性上気道炎は夏，秋に少なく冬や春に増えるとされており[1,2]，大規模な流行は 2～3 年周期に起こるという[3]．ヒトコロナウイルスにヒトが再感染することはしばしばあり，これは抗体の減少が比較的早く起こるためと考えられている[4]．無症候性感染者の頻度は年齢によって異なるが，成人では約 3 割と考えられる[5,6].

　またイヌやネコ，ブタ，ラクダ，コウモリ，スズメなど動物に感染する固有の動物コロナウイルスも存在することが知られている[7]．しかし，これらの動物固有のコロナウイルスはそれぞれ種特異性が高いため，種の壁を越えて他の動物に感染することはほとんどないと考えられていた.

　2002 年中国広東省に端を発した SARS（重症急性呼吸器症候群）は，コウモリ（あるいはハクビシン）のコロナウイルスがヒトに感染したと考えられ，ヒト-ヒト感染を起こすことで 8,096 人の感染者と 774 人の死者を出した（致死率 9.6％）[8]．また 2012 年には中東で MERS（中東呼吸器症候群）が報告され[9]，リザーバーはコウモリとヒトコブラクダであり，主にヒトコブラクダからヒトに感染する感染症であることが判明した[10]．MERS は 2020 年 3 月時点で 2,494 人の感染者と 858 人の死者が報告されている（致死率 34.4％）．このように，これまでに動物，特にコウモリの保有するコロナウイルスがヒトに感染し，そこからヒト-ヒト感染が起こることでヒトでの流行が起こるコロナウイルス感染症が 2 つの病原体において知られていた.

　そして 2019 年 12 月から中国の湖北省武漢市で発生した原因不明の肺炎は，新型コロナウイルス（SARS-CoV-2）が原因であることが判明した[11]｜表 1｜．コロナウイルスの中では SARS-CoV と同じベータコロナウイルスという亜属に分類される｜図 1｜．受容体結合遺伝子領域の構造は，SARS-CoV の構造と非常によく似ており，細胞侵入に同じ ACE-2

[表1] コロナウイルスの種類とその特徴

コロナウイルス 感染症	かぜ	SARS （重症急性呼吸器症候群）	MERS （中東呼吸器症候群）	新型コロナウイルス 感染症 （COVID-19）
原因ウイルス	ヒトコロナウイルス （4種類）	SARS コロナウイルス	MERS コロナウイルス	SARS-CoV-2
発生年	毎年	2002〜2003年	2012年〜	2019年〜
流行地域	世界中	中国広東省	サウジアラビアなど アラビア半島	中国湖北省武漢から 世界に拡大中
宿主動物	ヒト	キクガシラコウモリ	ヒトコブラクダ	不明
感染者数	かぜの原因の 10〜15％を占める	8,098人（終息）	2,494人 （2020年3月7日現在）	101,927人 （2020年3月7日現在）
致死率	極めて稀	9.4％	34.4％	3.4％
感染経路	咳などの飛沫，接触	咳などの飛沫，接触，便	咳などの飛沫，接触	咳などの飛沫，接触
感染力 （基本再生算数）	1人から多数	1人から2〜5人 スーパースプレッダーから 多数への感染拡大あり	1人から1人未満 スーパースプレッダーから 多数への感染拡大あり	1人から2.6人
潜伏期間	2〜4日	2〜10日	2〜14日	1〜14日と推定
感染症法	なし	2類感染症	2類感染症	指定感染症

受容体を使用することが示唆されている．

　新型コロナウイルスの宿主動物は2020年3月時点ではまだわかっていない．しかし，中国での流行早期では武漢市にある海鮮市場に関係のある患者が多いことがわかっていた[12]．このため，新型コロナウイルスの宿主動物はこの海鮮市場で売られていた何らかの動物ではないかと推測されている．系統解析ではコウモリの持つコロナウイルスが近縁であることがわかっている．コウモリがSARS-CoV-2の宿主である可能性は高いが，コウモリから直接ヒトに感染したのか，あるいは他の中間宿主が存在し，その中間宿主からの感染が起こったのかは不明である[13]．

疫学

　2019年12月31日，中国湖北省武漢市で原因不明の肺炎の症例についてWHO中国カントリーオフィスに通知された[14]．27例中7人が重症患者で，多くは海鮮市場と何らかの関連があるとのことであった．年が明け2020年1月8日にはこの肺炎患者の多くが新型コロナウイルス（SARS-CoV-2）による肺炎であることが判明した[15]．なお，この当初の確定例41例の報告によると，海鮮市場で働いていたなど何らかの関係があったのは全体の66％であった[12]．しかし，2019年12月上旬の時点ですでに海鮮市場と関連のない症例が複数存在することから，この時点ですでにヒト-ヒト感染が起こっていた可能性が高い．

　武漢市ではその後1月18日に4例，1月19日に17例，1月20日に136例と徐々に増加し続け，1月12日にタイで，1月16日に日本で武漢市からの輸入例が報告された[16]．中国国内でも広東省，北京市と感染者が報告され，中国全土へと広がっていった．1月30日にWHOは「国際的に懸念される公衆衛生上の緊急事態 Public Health Emergency of International Concern，PHEIC」を宣言した．

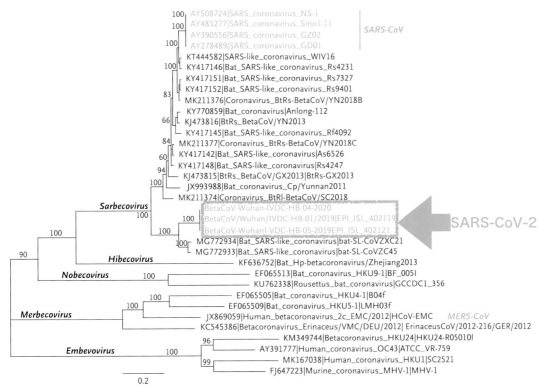

[図1] **Orthocoronavirinae サブファミリーにおける SARS–CoV–2 およびその他のベータコロナウイルスゲノムの系統解析**（文献11より転載）

　2020年3月7日現在，世界中で101,927人の感染者が報告されており，このうち中国が80,813人を占めている［Coronavirus disease 2019（COVID-19）Situation Report-47］．日本では3月8日時点で462人の感染者が報告されている．中国以外では，韓国，イタリア，イラン，フランス，ドイツなどで患者が多く報告されている．

伝播様式

　流行初期の武漢市では海鮮市場の関係者が多かったことから，動物からヒトへの感染があったことが示唆されている[16]．しかし，現在の感染伝播は主にヒト-ヒト感染である．
　現時点ではヒトからヒトへの伝播において不明な部分があるものの，接触感染および飛沫感染による伝播が主体と考えられている．便[17]や唾液[18]からもウイルスが検出されているものの，感染伝播にどれくらい寄与しているのか現時点では明らかではない．
　流行当初からの大きな疑問として，接触者調査の対象者からはほとんど感染者が出ていないことが挙げられる．中国においても濃厚接触者のうち数％に過ぎず，アメリカにおいても10人の確定患者との接触者445人のうち発症者はわずか0.45％であった[19]．ではなぜこのように感染が拡大しているのであろうか．
　可能性の一つとして，無症候性感染者から感染が拡大している可能性がある．すでにいくつかの報告で無症候性感染者からの感染と考えられる事例が報告されている[20~22]．こ

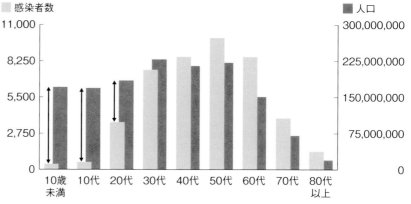

［図 2］ 中国の感染者数と人口分布（文献 23 を元に作成）

うした無症候性感染者から感染が起こっているとすれば，症候性の感染者との接触者からは感染者が出ていなくても，感染が拡大していることは説明がつく．中国の 44,672 人の新型コロナウイルス感染症患者のデータからは，中国の人口分布と比較し 20 歳未満の若年層の感染者が少ないことがわかる［図 2］[23]．しかし，これは若年層が新型コロナウイルス感染症に罹患しないというわけではなく，若年層の多くが無症候性感染者または軽症であることから診断に至っていないだけではないかと推測される．したがって，症状の乏しい若年層から感染が広がっている可能性も現時点では想定しておく必要がある．さらには，西浦らの報告では，serial interval（一次感染者の発症から二次感染者の発症までの間隔）は潜伏期よりも短いと算出されており，発症前，あるいは発症しているがごく軽微な症状の時期でも感染性がある可能性がある[24]．

　また，特定の環境においては集団感染が起こりやすいことがわかっている．日本国内ではバス，屋形船，ライブハウス，スポーツジムといった「換気の悪い閉鎖空間」での集団感染が報告されている．またクルーズ船ダイヤモンド・プリンセス号でのアウトブレイクも新型コロナウイルスにおける集団感染の象徴的な事例と言える［Japanese National Institute of Infectious Diseases. Field Briefing：Diamond Princess COVID-19 Cases, 20 Feb Update. https://www.niid.go.jp/niid/en/2019-ncov-e/9417-covid-dp-fe-02. html（Accessed on March 06, 2020）.］．このように特定の空間ではスーパー・スプレディング現象が起こると考えられる．

　SARS や MERS でもスーパースプレッダーと呼ばれる患者の存在が知られていた[25]．2015 年に韓国で MERS が流行した際には 1 人から 29 人，86 人に感染を広げたスーパースプレッダーの存在が確認されている[26]．これらの感染症では，約 8 割の患者はほとんど他者に感染をさせることはないが，約 2 割の患者では 1 人から多数の患者に感染させることが疫学的にわかっている．これは 20/80 ルールと呼ばれる[27]が，これが新型コロナウイルス感染症についても当てはまる可能性がある．新型コロナウイルス厚生労働省対策本部クラスター対策班の調査によると，2 月 26 日までの国内例 110 例では，感染者の約 8 割は他人に感染させておらず，感染を広げているのは感染者のうち 2 割であったと報告している（厚生労働省．新型コロナウイルスに関する Q ＆ A（一般の方向け）令和 2 年 3 月 7 日時点版）［図 3］．これらの 2 割は「換気の悪い閉鎖空間」で広げており，こうしたクラス

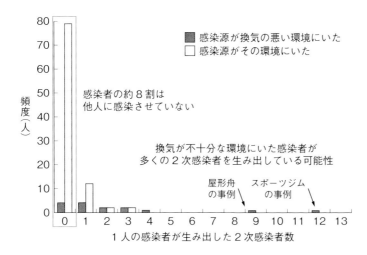

［図3］　一人の感染者が生み出した2次感染者数（新型コロナウイルス厚
生労働省対策本部クラスター対策班）

ターの発生を防ぐことが感染拡大を防ぐ上で重要である．

臨床症状

　潜伏期は14日以内であり，多くの症例が曝露から概ね5日で発症する[15,23]．

　多くの有症状者で発熱，呼吸器症状（咳嗽，咽頭痛），頭痛，倦怠感などの症状がみられる．鼻汁や鼻閉の頻度は低いと考えられる[23]．下痢や嘔吐などの消化器症状の頻度は多くの報告で10%未満でありSARSやMERSよりも少ないと考えられる．臨床症状はインフルエンザや感冒に似ており，この時期にこれらと新型コロナウイルス感染症を区別することは困難である．中国では発症から病院受診までの期間は約5日，入院までの期間は約7日と報告されており[15]，症例によっては発症から1週間程度で重症化してくるものと考えられる．さらに重症化する事例では10日目以降に集中治療室に入室という経過を辿るようである[12]［図4］．中国での44,672人のデータによると，81%が軽症（肺炎がない，もしくは軽度），14%が重症（呼吸困難，低酸素血症，24～48時間以内に肺炎像が肺面積の50%以上を占める），5%が最重症（呼吸不全，ショック，多臓器不全）であった．このうち2.8%が死亡しており，最重症の5%のうちおよそ半分は救命可能と考えることができる．

　重症化のリスクファクターとして，高齢者，基礎疾患（心血管疾患，糖尿病，悪性腫瘍，慢性呼吸器疾患など）が知られている[23,28]．

　40代までは重症化は少なく，50代から年齢が高くなるに従って致命率も高くなっていく．中国での44,672人のデータからは80代の致命率は14.8%にものぼる[23]［図5］．また，基礎疾患のある患者でも基礎疾患のない患者と比べて明らかに致命率が高い［図6］．

　妊婦での重症例はこれまでに報告はなく，先天性感染も認められていない[29,30]．臍帯血や羊水，新生児からもSARS-CoV-2は検出されなかった[30,31]ことから，垂直感染は起こらないのではないかと考えられている．また乳児の感染例においても重症例の報告はな

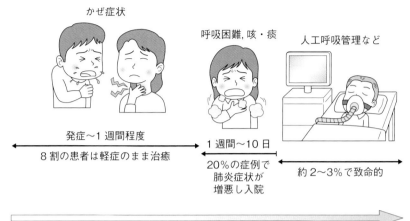

かぜ症状

呼吸困難, 咳・痰

人工呼吸管理など

発症〜1週間程度

8割の患者は軽症のまま治癒

1週間〜10日

20%の症例で
肺炎症状が
増悪し入院

約2〜3%で致命的

発症　　　　　　　　　1週間前後　　10日前後

[図4] 新型コロナウイルス感染症の典型的な経過

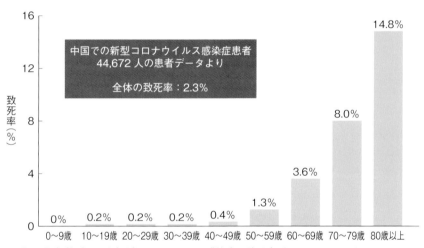

中国での新型コロナウイルス感染症患者
44,672人の患者データより

全体の致死率：2.3%

致死率（%）

0% 0.2% 0.2% 0.2% 0.4% 1.3% 3.6% 8.0% 14.8%

0〜9歳 10〜19歳 20〜29歳 30〜39歳 40〜49歳 50〜59歳 60〜69歳 70〜79歳 80歳以上

[図5] 年齢別にみた新型コロナウイルス感染症の致死率（文献23より作成）

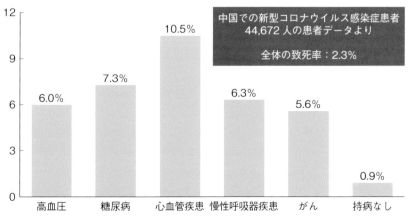

中国での新型コロナウイルス感染症患者
44,672人の患者データより

全体の致死率：2.3%

6.0% 7.3% 10.5% 6.3% 5.6% 0.9%

高血圧 糖尿病 心血管疾患 慢性呼吸器疾患 がん 持病なし

[図6] 基礎疾患ごとにみた新型コロナウイルス感染症の致死率（文献23より作成）

JCOPY 498-92024

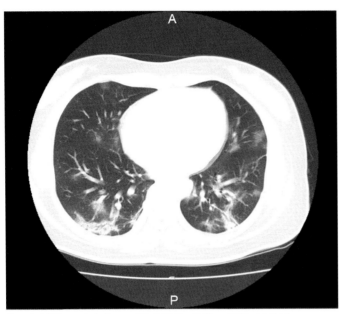

［図7］ **新型コロナウイルス感染症患者の胸部 CT 画像**（自験例）

い[32]．

　無症候性感染者も一定の割合で存在することがわかっている．クルーズ船ダイヤモンド・プリンセス号の乗客をスクリーニングで PCR 検査を行ったところ，約 17％が陽性であり，そのうちおよそ半数が無症候性感染者であった［Japanese National Institute of Infectious Diseases. Field Briefing：Diamond Princess COVID–19 Cases, 20 Feb Update. https://www.niid.go.jp/niid/en/2019-ncov-e/9417-covid-dp-fe-02.html（Accessed on March 01, 2020).］．

　胸部画像所見は，両側末梢側の浸潤影・すりガラス影が特徴的である［図7］．胸部 CT では肺炎像があっても，胸部 X 線写真では肺炎と判断できない事例がある．中国での報告では胸部 X 線写真では 59.1％にしか肺炎像が確認できなかったのに対し，胸部 CT では 86.2％で肺炎像が確認できたという[23]．撮影された対象が一部異なるため単純化はできないが，胸部 X 線写真では肺炎を 2〜3 割は見逃す可能性がある．接触歴があるなど検査前確率が高い事例では胸部 X 線写真で肺炎像を認めなくても胸部 CT を撮影することも検討すべきである．肺炎像は発症から経過とともに広がっていくが，無症候性感染者であっても胸部 CT を撮影すると肺炎像が観察されることがある[33]．まったく熱も呼吸器症状もない無症候性感染者であっても著明な肺炎像が観察されることがあるのは本疾患の特徴と言える．

　血液検査所見ではリンパ球低下がみられることがあり，特に重症例では低い傾向にある[23]．

○検査の流れ

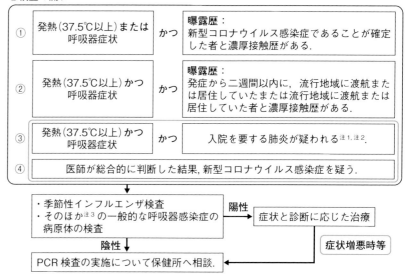

①	発熱(37.5℃以上)または呼吸器症状	かつ	曝露歴:新型コロナウイルス感染症であることが確定した者と濃厚接触歴がある.
②	発熱(37.5℃以上)かつ呼吸器症状	かつ	曝露歴:発症から二週間以内に,流行地域に渡航または居住していたまたは流行地域に渡航または居住していた者と濃厚接触歴がある.
③	発熱(37.5℃以上)かつ呼吸器症状	かつ	入院を要する肺炎が疑われる注1,注2.
④	医師が総合的に判断した結果,新型コロナウイルス感染症を疑う.		

・季節性インフルエンザ検査
・そのほか注3の一般的な呼吸器感染症の病原体の検査 → 陽性 → 症状と診断に応じた治療

陰性 ↓   症状増悪時等

PCR検査の実施について保健所へ相談. ←

注1. 従前の集中治療その他これに準ずるものに限らず,入院を要する肺炎が疑われる者を対象とする.
注2. 特に高齢者又は基礎疾患がある者については積極的に考慮する.
注3. 病状に応じて,早期に結果の出る迅速検査等の結果を踏まえ,培養検査など結果判明までに時間がかかるものについては,結果が出る前でも保健所へ相談する.
※色枠は新規変更点

図8 **3月5日までの国内での行政検査フロー**[厚生労働省健康局結核感染症課.新型コロナウイルス感染症に関する行政検査について(依頼).令和2年2月17日]

検査・診断

日本ではPCR検査でSARS-CoV-2を検出することで診断するのが一般的である.

2020年3月5日までは行政検査としてPCR検査が行われており,図8のフローに従い新型コロナウイルス感染症のPCR検査が行われていた.

3月6日からはSARS-CoV-2のPCR検査が保険適用となり,全国約800の医療機関の帰国者・接触者外来において医師が新型コロナウイルス感染症を疑った場合に算定できることとなった.

PCR検査の検体については,2月27日までは咽頭スワブまたは採取できれば喀痰が用いられてきた.しかし,咽頭よりも鼻咽頭の方がウイルス量が多いことが明らかになり[34],現在は鼻咽頭スワブまたは喀痰が検体として推奨されている[2019-nCoV(新型コロナウイルス)感染を疑う患者の検体採取・輸送マニュアル〜2020/02/28更新版〜 https://www.niid.go.jp/niid/images/pathol/pdf/2019-nCoV_200228.pdf].WHOは初回のPCR検査が陰性であってもなお強く疑われる事例では,繰り返し複数検体を採取し検査を行うことを推奨している[35].実際にCT所見では新型コロナウイルス感染症が強く疑われるにもかかわらず初回のPCR検査が陰性であったが,繰り返し検査することで陽性が判明する事例も自験例を含め多く報告されている[36,37].

新型コロナウイルス感染症と確定診断されれば,3月時点では感染症法での指定感染症に指定されているため,原則として感染症指定医療機関の感染症病床に入院することになる.また診断した医師は速やかに保健所に届け出を行わなければならない.

[表2] **新型コロナウイルス感染症の治療薬候補**（専門家会議資料を参考に筆者作成）

	カレトラ （ロピナビル/リトナビル）	レムデシビル	アビガン （ファビピラビル）	クロロキン	回復者血漿
国内承認	○	×	○	×	×
適応疾患	HIV感染症	エボラ出血熱	インフルエンザ	マラリア	新型コロナ ウイルス感染症
COVID-19への 国内での使用	観察研究として一部の医療機関で必要な患者に使用開始 安全性に十分留意しつつ参加医療機関を順次拡大予定			未定	未定
今後の臨床試験	未定	医師主導治験を予定 （3月～）	未定	未定	未定

治療

CDC，WHOがそれぞれ治療指針を示しているが，基本は適切な感染対策を行いながら支持療法を行うことである[38,39]．中国での1,099例の報告では症例の58%に点滴抗菌薬，35.8%にオセルタミビル，2.8%に抗真菌薬，18.6%にグルココルチコイドが投与されている[23]．また41.3%に酸素投与が，6.1%に人工呼吸管理（侵襲性2.3%，非侵襲性5.1%），0.8%で腎代替療法が行われており，0.5%でECMO（extra-corporeal membrane oxygenation）が使用されている．全体の5%が集中治療室に入室している．

現時点で新型コロナウイルス感染症に有効な治療薬は存在しない．しかし，いくつかの治療薬が候補として挙がっている [表2]．

ロピナビル/リトナビル（商品名：カレトラ）は同じコロナウイルスによる感染症であるSARSやMERSに有用かもしれないと考えられていた[40,41]．そのため，今回の新型コロナウイルス感染症の流行が始まった当初からカレトラは臨床試験として中国で使用されている．また日本国内でも適用外使用としてそれぞれの医療機関で倫理委員会や薬剤委員会などの然るべき審査を経た上で使用が可能である．注意すべき点としては，相互作用により併用できない薬剤が多いため，服用中の薬剤の種類を事前に確認する必要がある点，万が一HIVに感染していた場合に耐性化のリスクがあるため事前にHIVの検査が必要になる点が挙げられる．なお，2020年3月16日に掲載されたオープンラベル無作為比較試験では，199人の新型コロナ患者を無作為にカレトラを14日間内服する群（99人）と標準治療（カレトラを内服しない）群（100人）とを比較したところ，ロピナビル/リトナビル投与群は症状改善までの時間に差はなかった[42]．

レムデシビルはエボラ出血熱の治療薬の候補としてこれまで他の臨床試験で使用されていた薬剤である．現在もコンゴ民主共和国で流行が続いているエボラ出血熱の症例に対して，ランダム化比較試験という形でレムデシビルが投与されていた．しかし，結果としてレムデシビルはMAb114，REGN-EB3という2つの薬剤に治療効果が劣ることがわかり，現在はエボラ出血熱への投与は中止されている[43]．しかし，このレムデシビルが新型コロナウイルス感染症に有効である可能性が示唆されている．武漢ウイルス研究所がCell Researchにレムデシビルの新型コロナウイルスに対する効果に関する報告を発表している[44]．培養細胞に新型コロナウイルスを感染させ，48時間後のウイルス増殖の抑制効果をみたところ，レムデシビルで高い阻害効果が観察されたという．また，アメリカで最初に

新型コロナウイルス感染症と診断された症例にもこのレムデシビルは投与されている[45]. この患者はその後回復しているが，それがレムデシビルの効果によるものかは不明である．国内でも国立国際医療研究センターを中心にレムデシビルの国際共同医師主導治験が開始される予定である.

　ファビピラビル（商品名：アビガン）は日本の製薬会社である富士フイルム富山化学が開発した薬剤である．日本国内ではインフルエンザ薬として承認されているが，催奇性があることから新型インフルエンザなどが発生した場合などに備えて備蓄されており，季節性インフルエンザに使用されることはない．RNA ポリメラーゼを阻害することから，インフルエンザ以外の RNA ウイルスにも幅広く効果が期待できると考えられている．本薬剤もレムデシビルと同様，エボラ出血熱に使用されたことがあり，2014〜2015 年の西アフリカでのエボラ出血熱のアウトブレイクの際にアビガンの治療効果が検討されているが，明らかに有効とまでは言えない結果となっている[46,47]. また日本でも年間約 80 例の感染者が報告されており，27% という高い致死率の SFTS（重症熱性血小板減少症候群）に対しても有効である可能性が示されており，日本国内で臨床試験が行われた（結果未発表）．新型コロナウイルスに対する効果は不明であるが，レムデシビルのウイルス阻害効果を見た Cell Research の研究ではこのアビガンも評価されており，実験室レベルでは一定の阻害作用は確認されている．ファビピラビル投与群とロピナビル/リトナビル投与群とを比較したオープンラベル非ランダム化比較試験では，ファビピラビル投与群ではウイルス消失および画像所見改善までの時間が短かったと報告された．しかし，非ランダム化試験であること，症例数が 2 群合わせて 80 例と少ないことからさらなる検証が必要である[48].

　日本ではシクレソニド（商品名：オルベスコ）を使用し改善した 3 例が報告されている（岩渕敬介ら．COVID-19 肺炎初期〜中期にシクレソニド吸入を使用し改善した 3 例．日本感染症学会 HP に掲載）．シクレソニドは吸入ステロイド剤であるが，岩渕らの報告によると国立感染症研究所コロナウイルス研究室により，シクレソニドが SARS-CoV-2 に対し強い抗ウイルス活性を有することが示されたとのことである．3 例報告であり，シクレソニドの新型コロナウイルス感染症に対する効果はまだ明らかではないが，全身投与ではなく局所投与のステロイドであることから侵襲・副作用が少なく（全身性ステロイド投与は現時点では推奨されていない[49]），もし有効であるとすれば有望な治療薬となりうる.

　中国ではこれらの薬剤以外に，抗マラリア薬であるクロロキンが使用されている．クロロキンはかつてマラリアの治療薬として世界中で使用されていたが，近年はクロロキン耐性マラリアの増加によりマラリアの治療には使われなくなってきている[50]. 日本でも現在は未承認薬の扱いとなっているが，クロロキンと類似した構造で抗炎症作用，免疫調節作用を持つヒドロキシクロロキン（プラケニル）は国内では全身性エリテマトーデス（SLE）などに使用されている．クロロキンにも同様の作用があり，これが新型コロナウイルス感染症に有効な可能性がある．武漢ウイルス研究所による Cell Research の報告でも実験室レベルでのレムデシビルと同等の新型コロナウイルスの抑制効果が示されている[43]. しかし，これも他の薬剤と同様に，現時点ではヒトでの治療効果は不明である.

　回復者血漿は有効な治療薬のない新興再興感染症に対する治療の選択肢の一つとなる[51]. 実際に，SARS[52] や MERS[53] に投与された実績がある．回復者の血漿には SARS-

CoV や MERS-CoV に対する中和抗体が含まれており，これを患者に投与することで抗ウイルス作用を発揮するものと考えられる．しかし，解決すべき課題として，回復者からの血漿採取の手順，SARS-CoV-2 の陰性確認，抗体が十分に産生されていることを確認する方法の検討，輸血と同等の感染症スクリーニングの必要性などが挙げられる．

様々な治療薬の候補があるが，効果が確認された治療薬は存在しない．大半の症例は自然治癒するため，すべての症例で効果があるか不明な薬剤を使用することは患者への不利益の方が多いと考えられ，重症例または重症化するリスクが高い症例に限定すべきと考えられる．日本感染症学会の『COVID-19 に対する抗ウイルス薬による治療の考え方 第1版（2020 年 2 月 26 日）』では，

1. 概ね 50 歳未満の患者では肺炎を発症しても自然経過の中で治癒する例が多いため，必ずしも抗ウイルス薬を投与せずとも経過を観察してよい．
2. 概ね 50 歳以上の患者では重篤な呼吸不全を起こす可能性が高く，死亡率も高いため，低酸素血症を呈し酸素投与が必要となった段階で抗ウイルス薬の投与を検討する．
3. 糖尿病・心血管疾患・慢性肺疾患，喫煙による慢性閉塞性肺疾患，免疫抑制状態等のある患者においても上記 2 に準じる．
4. 年齢にかかわらず，酸素投与と対症療法だけでは呼吸不全が悪化傾向にある例では抗ウイルス薬の投与を検討する．

としている．

37.5℃以上の発熱が 24 時間以上なく，呼吸器症状が改善していることが確認できれば，その 48 時間後に採取された 1 回目の PCR 検査，さらにその 12 時間後以降に採取された 2 回目の PCR 検査の 2 回の陰性が確認できれば退院可能となる［健感発 0218 第 3 号．令和 2 年 2 月 18 日．感染症の予防及び感染症の患者に対する医療に関する法律における新型コロナウイルス感染症患者の退院及び就業制限の取扱いについて（一部改正）］．無症候性感染者では，陽性となった日から 48 時間後に採取された 1 回目の PCR 検査，さらにその 12 時間後以降に採取された 2 回目の PCR 検査の 2 回の陰性が確認できれば退院可能となる．

新型コロナウイルス感染者から回復し 2 回の PCR 陰性を確認された患者から，再度 PCR 検査で SARS-CoV-2 が検出される事例も報告されている[54]．現時点では，どれくらいの割合の患者で PCR の陰性化から再度陽性化するのか，また最大でどれくらいの期間で陽性が続くのか不明である．

感染対策

医療従事者の感染を起こさないことは新型コロナウイルス感染症の診療の上で最も大事なことの一つである．中国の 138 例の報告では感染者の 43% が病院内で感染した事例と考えられている[55]．その他のコロナウイルス感染症である SARS や MERS も病院内感染症を起こしやすいことが知られており[56,57]，病院という閉鎖空間で，特に患者と近距離で接する機会の多い医療従事者はリスクとなる．

[表3] **対象者，活動ごとに推奨される個人防護具**［WHO. Rational use of personal protective equipment for coronavirus disease 2019 (COVID-19). https://apps.who.int/iris/bitstream/handle/10665/331215/WHO-2019-nCov-IPCPPE_use-2020.1-eng.pdf］

状況	対象者	活動	個人防護具
入院患者			
病室	医療従事者	診療を行う医療従事者	サージカルマスク，ガウン，手袋，ゴーグルまたはアイシールド
		エアロゾル発生手技	N95マスク，ガウン，手袋，ゴーグルまたはアイシールド
	清掃者	患者の病室に入室時	サージカルマスク，ガウン，厚手の手袋，ゴーグルまたはアイシールド（飛沫のリスクがあれば），ブーツ
	訪問者	患者の病室に入室時	サージカルマスク，手袋
その他の患者が移動するエリア（病棟，廊下など）	全てのスタッフ	患者に接する以外の全ての活動	個人防護具は不要
トリアージ	医療従事者	直接の接触のないスクリーニング時	1m以上の距離を保つ 個人防護具は不要
	呼吸器症状を伴う患者	全ての場合	1m以上の距離を保つ マスクを着用する
	呼吸器症状のない患者	全ての場合	個人防護具は不要
検査室	検査技師	呼吸器検体操作時	サージカルマスク，ガウン，手袋，ゴーグルまたはアイシールド（飛沫のリスクがあれば）
外来患者			
診察室	医療従事者	呼吸器症状のある患者の診察	サージカルマスク，ガウン，手袋，目の防護
	医療従事者	呼吸器症状のない患者の診察	標準予防策
	呼吸器症状のある患者	全ての場合	サージカルマスクを装着
	呼吸器症状のない患者	全ての場合	個人防護具は不要
	清掃者	呼吸器症状のある患者の診察後，診察の合間	サージカルマスク，ガウン，厚手の手袋，ゴーグルまたはアイシールド（飛沫のリスクがあれば），ブーツ
待合室	呼吸器症状のある患者	全ての場合	マスクを着用する．速やかに隔離室または他の患者から離れた場所に移動してもらう．できない場合は他の患者から少なくとも1mの空間距離を確保する
	呼吸器症状のない患者	全ての場合	個人防護具は不要
トリアージ	医療従事者	直接の接触のないスクリーニング時	1m以上の距離を保つ 個人防護具は不要
	呼吸器症状のある患者	全ての場合	1m以上の距離を保つ 個人防護具は不要
	呼吸器症状のない患者	全ての場合	個人防護具は不要

JCOPY 498-92024

感染経路は接触感染および飛沫感染と考えられているが，エアロゾルが発生する状況では空気予防策が推奨される．WHO は標準予防策に加えて接触予防策，飛沫予防策を行い，エアロゾル発生手技を行う際には空気予防策を行うことを推奨している［WHO. Rational use of personal protective equipment for coronavirus disease 2019（COVID-19）. https://apps.who.int/iris/bitstream/handle/10665/331215/WHO-2019-nCov-IPCPPE_use-2020.1-eng.pdf］．活動ごとに推奨される個人防護具を表 3 に示す．CDC は常に空気予防策を取る点以外は同様の推奨となっている［CDC. Interim Infection Prevention and Control Recommendations for Patients with Confirmed Coronavirus Disease 2019（COVID-19）or Persons Under Investigation for COVID-19 in Healthcare Settings. https://www.cdc.gov/coronavirus/2019-ncov/infection-control/control-recommendations.html?CDC_AA_refVal=https%3A%2F%2Fwww.cdc.gov%2Fcoronavirus%2F2019-ncov%2Fhcp%2Finfection-control.html］．どちらにも共通するのは，目の防護が強調されておりアイガードの使用が推奨されている点である．

国立感染症研究所と国立国際医療研究センター国際感染症センターから示されている「新型コロナウイルス感染症に対する感染管理」でも WHO と同様に，

Ⅰ 標準予防策に加え，接触，飛沫予防策を行う
Ⅱ 診察室および入院病床は個室が望ましい
Ⅲ 診察室および入院病床は陰圧室である必要はないが，十分換気する
Ⅳ エアロゾルが発生する可能性のある手技（例えば気道吸引，気管内挿管，下気道検体採取）を実施する場合には，N95 マスク（または DS2 など，それに準ずるマスク），眼の防護具（ゴーグルまたはフェイスシールド），長袖ガウン，手袋を装着する
Ⅴ 患者の移動は医学的に必要な目的に限定する
なお，職員（受付，案内係，警備員など）も標準予防策を遵守する．

と記載されている（国立感染症研究所, 国立国際医療研究センター 国際感染症センター. 新型コロナウイルス感染症に対する感染管理 改訂 2020 年 3 月 5 日. https://www.niid.go.jp/niid/images/epi/corona/2019nCoV-01-200305.pdf）．

［参考文献］
1) Isaacs D, Flowers D, Clarke JR, et al. Epidemiology of coronavirus respiratory infections. Arch Dis Child. 1983；58：500-3.
2) Gaunt ER, Hardie A, Claas EC, et al. Epidemiology and clinical presentations of the four human coronaviruses 229E, HKU1, NL63, and OC43 detected over 3 years using a novel multiplex real-time PCR method. J Clin Microbiol. 2010 Aug；48：2940-7.
3) Monto AS. Medical reviews. Coronaviruses. Yale J Biol Med. 1974；47：234-51.
4) Callow KA, Parry HF, Sergeant M, et al. The time course of the immune response to experimental coronavirus infection of man. Epidemiol Infect. 1990；105：435-46.
5) Graat JM, Schouten EG, Heijnen ML, et al. A prospective, community-based study on virologic assessment among elderly people with and without symptoms of acute respiratory infection. J Clin Epidemiol. 2003；56：1218-23.
6) Prill MM, Iwane MK, Edwards KM, et al. Human coronavirus in young children hospitalized for acute respiratory illness and asymptomatic controls. Pediatr Infect Dis J. 2012；31：235-40.
7) Amer HM. Bovine-like coronaviruses in domestic and wild ruminants. Anim Health Res Rev. 2018；19：113-24.

8) Outbreak of severe acute respiratory syndrome—worldwide, 2003. MMWR Morbidity and mortality weekly report 2003 ; 52 : 226-8.

9) Zaki AM, van Boheemen S, Bestebroer TM, et al. Isolation of a novel coronavirus from a man with pneumonia in Saudi Arabia. N Engl J Med. 2012 ; 367 : 1814-20.

10) Azhar EI, El-Kafrawy SA, Farraj SA, et al. Evidence for camel-to-human transmission of MERS coronavirus. N Engl J Med. 2014 ; 370 : 2499-505.

11) Zhu N, Zhang D, Wang W, et al. A Novel Coronavirus from patients with pneumonia in China, 2019. N Engl J Med. 2020 ; 382 : 727-33.

12) Huang C, Wang Y, Li X, et al. Clinical features of patients infected with 2019 novel coronavirus in Wuhan, China. Lancet, 2020 ; 395 : 497-506.

13) Perlman S. Another decade, another coronavirus. N Engl J Med. 2020 ; 382 : 760-2.

14) WHO. Pneumonia of unknown cause—China. Geneva : WHO 2020.

15) Li Q, Guan X, Wu P, et al. Early transmission dynamics in Wuhan, China, of novel coronavirus-Infected pneumonia. N Engl J Med. 2020.

16) WHO. Novel Coronavirus (2019-nCoV) : situation report, 3. 2020.

17) Young BE, Ong SWX, Kalimuddin S, et al. Epidemiologic features and clinical course of patients infected with SARS-CoV-2 in Singapore. JAMA 2020.

18) To KK, Tsang OT, Chik-Yan Yip C, et al. Consistent detection of 2019 novel coronavirus in saliva. Clinical infectious diseases : an official publication of the Infectious Diseases Society of America 2020.

19) Burke RM, Midgley CM, Dratch A, et al. Active monitoring of persons exposed to patients with confirmed COVID-19- United States, January-February 2020. MMWR Morb Mortal Wkly Rep. 2020 ; 69 : 245-6.

20) Rothe C, Schunk M, Sothmann P, et al. Transmission of 2019-nCoV infection from an asymptomatic contact in Germany. N Engl J Med. 2020 ; 382 : 970-1.

21) Yu P, Zhu J, Zhang Z, et al. A familial cluster of infection associated with the 2019 novel coronavirus indicating potential person-to-person transmission during the incubation period. J Infect Dis. 2020.

22) Bai Y, Yao L, Wei T, et al. Presumed asymptomatic carrier transmission of COVID-19. JAMA 2020.

23) Guan WJ, Ni ZY, Hu Y, et al. Clinical characteristics of coronavirus disease 2019 in China. N Engl J Med. 2020.

24) Nishiura H, Linton NM, Akhmetzhanov AR. Serial interval of novel coronavirus (COVID-19) infections. Int J Infect Dis. 2020. doi : 10.1016/j.ijid.2020.02.060.

25) Galvani AP, May RM. Epidemiology : dimensions of superspreading. Nature. 2005 ; 438 : 293-5.

26) Cowling BJ, Park M, Fang VJ, et al. Preliminary epidemiological assessment of MERS-CoV outbreak in South Korea, May to June 2015. Euro Surveill. 2015 ; 20 : 7-13.

27) Agua-Agum J, Ariyarajah A, Aylward B, et al. Exposure patterns driving Ebola transmission in West Africa : a retrospective observational study. PLoS Med. 2016 ; 13 : e1002170.

28) Liang W, Guan W, Chen R, et al. Cancer patients in SARS-CoV-2 infection : a nationwide analysis in China. Lancet Oncol. 2020 ; 21 : 335-7.

29) Li Y, Zhao R, Zheng S, et al. Lack of vertical transmission of severe acute respiratory syndrome Coronavirus 2, China. Emerg Infect Dis. 2020 ; 26.

30) Chen H, Guo J, Wang C, et al. Clinical characteristics and intrauterine vertical transmission potential of COVID-19 infection in nine pregnant women : a retrospective review of medical records. Lancet 2020.

31) Wang X, Zhou Z, Zhang J, et al. A case of 2019 Novel Coronavirus in a pregnant woman with preterm delivery. Clin Infect Dis. 2020.

32) Wei M, Yuan J, Liu Y, et al. Novel coronavirus infection in hospitalized infants under 1 year of age in China. Jama 2020.

33) Shi H, Han X, Jiang N, et al. Radiological findings from 81 patients with COVID-19 pneumonia in Wuhan, China : a descriptive study. Lancet Infect Dis. 2020.

34) Zou L, Ruan F, Huang M, et al. SARS-CoV-2 viral load in upper respiratory specimens of infected patients. N Engl J Med. 2020.

35) WHO. Laboratory biosafety guidance related to coronavirus disease 2019 (COVID-19) : interim guidance, 12 February 2020 : World Health Organization ; 2020.

36) Xie X, Zhong Z, Zhao W, et al. Chest CT for typical 2019-nCoV pneumonia : Relationship to negative RT-PCR testing. Radiology. 2020.

JCOPY 498-92024

37) Wu J, Liu J, Zhao X, et al. Clinical characteristics of imported cases of COVID-19 in Jiangsu province : a multicenter descriptive study. Clin Infect Dis. 2020.

38) CDC, Prevention. Interim Clinical Guidance for Management of Patients with Confirmed 2019 Novel Coronavirus (2019-nCoV) Infection, Updated January 30, 2020.

39) WHO. Novel Coronavirus (2019-nCoV) technical guidance : Patient management.

40) Chu CM, Cheng VC, Hung IF, et al. Role of lopinavir/ritonavir in the treatment of SARS : initial virological and clinical findings. Thorax. 2004 ; 59 : 252-6.

41) Chong YP, Song JY, Seo YB, et al. Antiviral treatment guidelines for Middle East respiratory syndrome. Infect Chemother. 2015 ; 47 : 212-22.

42) Cao B, Wang Y, Wen DN, et al. A trial of lopinavir-ritonavir in adults hospitalized with severe COVID-19. N Engl J Med. 2020 Mar 18. doi:10.1056/NEJMoa2001282.

43) Mulangu S, Dodd LE, Davey RT, Jr., et al. A randomized, controlled trial of Ebola virus disease therapeutics. N Engl J Med. 2019 ; 381 : 2293-303.

44) Wang M, Cao R, Zhang L, et al. Remdesivir and chloroquine effectively inhibit the recently emerged novel coronavirus (2019-nCoV) in vitro. Cell Res. 2020 ; 30 : 269-71.

45) Holshue ML, DeBolt C, Lindquist S, et al. First case of 2019 novel Coronavirus in the United States. N Engl J Med. 2020 ; 382 : 929-36.

46) Sissoko D, Laouenan C, Folkesson E, et al. Experimental treatment with Favipiravir for Ebola virus disease (the JIKI Trial) : a historically controlled, single-arm proof-of-concept trial in Guinea. PLoS Med. 2016 ; 13.

47) Bai CQ, Mu JS, Kargbo D, et al. Clinical and virological characteristics of Ebola virus disease patients treated with Favipiravir (T-705)-Sierra Leone, 2014. Clin Infect Dis. 2016 ; 63 : 1288-94.

48) Cai Q, Yang M, Liu D, et al. Experimental treatment with favipiravir for COVID-19 : an open-label control study. https://doi.org/10.1016/j.eng.2020.03.007

49) Russell CD, Millar JE, Baillie JK. Clinical evidence does not support corticosteroid treatment for 2019-nCoV lung injury. Lancet. 2020 ; 395 : 473-5.

50) WHO. Guidelines for the treatment of malaria : World Health Organization ; 2015.

51) Marano G, Vaglio S, Pupella S, et al. Convalescent plasma : new evidence for an old therapeutic tool? Blood Transfus. 2016 ; 14 : 152-7.

52) Cheng Y, Wong R, Soo YO, et al. Use of convalescent plasma therapy in SARS patients in Hong Kong. Eur J Clin Microbiol Infect Dis. 2005 ; 24 : 44-6.

53) Arabi Y, Balkhy H, Hajeer AH, et al. Feasibility, safety, clinical, and laboratory effects of convalescent plasma therapy for patients with Middle East respiratory syndrome coronavirus infection : a study protocol. Springerplus. 2015 ; 4 : 709.

54) Lan L, Xu D, Ye G, et al. Positive RT-PCR test results in patients recovered from COVID-19. Jama 2020.

55) Wang D, Hu B, Hu C, et al. Clinical characteristics of 138 hospitalized patients with 2019 novel coronavirus-infected pneumonia in Wuhan, China. Jama 2020.

56) Cheng PK, Wong DA, Tong LK, et al. Viral shedding patterns of coronavirus in patients with probable severe acute respiratory syndrome. Lancet. 2004 ; 363 : 1699-700.

57) Oboho IK, Tomczyk SM, Al-Asmari AM, et al. 2014 MERS-CoV outbreak in Jeddah—a link to health care facilities. N Engl J Med. 2015 ; 372 : 846-54.

上原由紀
Yuki Uehara

聖路加国際病院臨床検査科／感染症科

新型コロナウイルス感染症の検査・診断

COVID-19 および SARS-CoV-2 の検査に関する状況は日々変化している．本稿を執筆している 2020 年 3 月 11 日現在の情報が本誌出版時にも有用かどうかはわからないが，できるだけ普遍的で変化がないと思われる内容を概説してみる．

SARS-CoV-2 の PCR 検査

●感度と特異度の問題

SARS-CoV-2 の PCR 検査を実施する目的は 2 つある．1．COVID-19 を疑う患者に対する診断を目的とした検査，2．疫学的クラスターの把握を目的とした濃厚接触者の検査，である．疫学的クラスターを把握する検査は行政と協力の上で対象が選定されるが，患者を診療する場面では PCR 検査の必要性を自分で判断しなくてはならない．すると，「PCR 検査の感度と特異度は？」という疑問が生じてくる．

微生物検査の感度と特異度を計算するには，感染症のあり・なしと，検査の陽性・陰性の人数を入れた 2×2 の表を作成する．現在までに発表された報告の多くは PCR 検査が陽性になった人数と症状のあり・なしの情報しか得られないため，この表を作成できない，つまり感度や特異度を求めることはできない状況にある．

感度の参考にできるデータとしては，中国の 72,314 名の COVID-19 と診断された症例のうち PCR 検査が陽性の症例は 44,672 名（62.5%）という報告があるが，母集団には PCR 未実施の症例も含まれていることに注意する[1]．一方，米国では一定の基準に従って PCR 検査の対象とした有症状の 210 名のうち，PCR 検査が陽性の症例は 11 名（5%）と低い数値が報告されている[2]．おそらく有病率（検査前確率）の違いによるものと考えられる．

日本ではクルーズ船の乗客 3,711 名における PCR 検査陽性例 696 名（18.8%）のうち，有症状例は 369 名（53.0%），またチャーター便で帰国した 829 名の調査では，PCR 検査陽性例は 15 名（1.8%）で，うち有症状例は 11 名（73.3%）であったと報告されている[3]．

JCOPY 498-92024

これらの結果は無症状でも PCR 検査が陽性になる例があることを示している．PCR 検査が陰性であった例の臨床情報が明らかになれば感度と特異度も計算できるため，今後の情報公開が待たれるところである．

　現時点で COVID-19 の患者に関して，微生物学的な Gold standard を用いた PCR 検査の感度と特異度を示した報告はないようである．今後新しい検査法が使用可能となった際に，PCR 検査自体を Gold standard とした感度と特異度のデータが出てくるだろう．

●検体採取，PCR の方法，結果報告
　どのような患者に PCR 検査を実施すべきかについては，厚生労働省の帰国者・接触者相談センターに相談する目安が参考になる．感冒様症状や 37.5 度以上の発熱が 4 日以上続く（解熱剤が必要な場合も含む，以下の条件[4]に合致する場合は 2 日以上続く場合：高齢者，糖尿病，心不全，呼吸器疾患，透析，免疫抑制剤，抗がん剤，妊婦），強い倦怠感，呼吸困難，が見られれば COVID-19 を疑い，画像検査を含む鑑別診断に必要な検査を実施するとともに，SARS-CoV-2 の PCR 検査を実施すべきかどうかを（行政検査として実施する場合は行政とも相談の上で）決定する．

　現時点での SARS-CoV-2 の PCR 検査の方法は，国立感染症研究所が公表している検体採取マニュアルおよび病原体検出マニュアルの方法を元にして構築されており[5,6]，帰国者・接触者外来を設置している医療機関等で保険診療の枠組みを使用する検査の場合でもこれらのマニュアルに沿った検査法であることが求められる．まずどの部位から検体を採取すべきかであるが，ウイルス量は鼻咽頭＞咽頭，喀痰＞咽頭とされているため[7,8]，検体は鼻咽頭や喀痰からの採取が望ましいとされている．COVID-19 では乾性咳嗽の患者が多いため，下気道検体すなわち喀痰を採取するのは難しく，鼻咽頭からの採取が主体となるだろう．検体採取時に患者が強く咳き込んだりくしゃみをしたりする可能性があるため，医療従事者の感染を防ぐために適切な感染予防策を講じた上で採取を行う必要がある．検体採取時の感染対策については日本環境感染学会から公表されたマニュアルを参考にする[9]．一般的な飛沫予防策と比較し，目や粘膜の防護に重点が置かれているのが特徴である．

　PCR の検査法は RT-PCR（RNA を DNA に変換してから PCR で増幅をかける方法）が主体である．国立感染症研究所が提案する 2 つの方法は，ウイルスの遺伝子領域 2 ヵ所すなわち open reading flame 1a（ORF1a）と spike（S）を特異的に検出する 2-step RT-nested-PCR 法，あるいは N gene の 2 箇所（N，N2）を特異的に検出する TaqMan プローブを用いたリアルタイム 1-step RT-PCR 法である．「PCR 検査は最低何コピーのウイルスを検出できるか」すなわち「最小検出感度」は，理論上 2-step PCR で 3 コピー前後，リアルタイム 1-step PCR では N セットが 7 コピー，N2 セットが 5 コピーとされている[5]．簡便性や特異性の高さ，定量性などから，今後はリアルタイム 1-step PCR の方が普及するものと予想される．

　なお，診療に用いる検査項目には精度管理が必須である．検体採取から測定，結果報告までの過程の全てが正しく実施され，それが保証されなければならない．SARS-CoV-2 の PCR 検査も当然例外ではないはずである．京都大学医学部附属病院検査部・感染制御部から SARS-CoV-2 の PCR 検査に関して考慮すべき具体的事項が発表されており，そ

の中で精度管理の方法についても言及されている．院内検査として実施する際にはぜひ参考としたい[10]．

検査の結果を最初に知る部署は，担当診療科，感染対策室，臨床検査室など，医療機関により異なると思われる．いずれにしても，結果が迅速に必要な部署に共有されるようなフローを構築しておく必要がある．

鑑別診断と他の検査

COVID-19 の鑑別診断として，まずインフルエンザ等の呼吸器系ウイルスによる肺炎が挙げられる．米国の報告を再度引用すると，210 名の有症状患者に SARS-CoV-2 のPCR 検査を実施したところ 11 名（5％）が陽性であったが，同時に 30 名（14.3％）からインフルエンザあるいは RS ウイルスも検出されたという[2]．他，致死的な呼吸器系感染症をきたす微生物としてレジオネラや肺炎球菌，画像上両側に多発する間質性陰影という点では，異形肺炎をきたすマイコプラズマ，クラミジアなどが鑑別診断に挙がる．インフルエンザや RS ウイルスには抗原迅速検査が，レジオネラと肺炎球菌は尿中抗原検査が，またマイコプラズマにも抗原迅速検査が存在するが，いずれも感度が低いが特異度は高い検査であるため，病歴聴取や検鏡検査等と共に利用して診断にあたるべきである．

今後登場が期待される検査

現時点で使用可能な SARS-CoV-2 の PCR 検査は 4-6 時間を要し，迅速・簡便に結果が得られるとは言い難い．そこで迅速な遺伝子検査法の構築が進められている．例えばすでに臨床検査として他の病原体に用いられている Loop-mediated isothermal amplification（LAMP）法では，検体処理から遺伝子検出まで 1 時間以内で実施可能になるだろうと見積もられている．他の遺伝子検出法では，SmartAmp 法では 10～30 分間，マイクロ流路型遺伝子定量法では 15 分間で結果が得られると予想されている．

簡便なイムノクロマト（IC）法による検査については，横浜市立大学において患者血清中の抗 SARS-CoV-2 IgG 抗体を ELISA 法と IC 法で検出することに成功している[11]．IgG を検出する検査であるため，発症後 7～10 日程度経過した患者の血清学的な確定診断に用いることができると考えられる．抗原を検出する IC 法も産学共同で開発が進められているが，まだ実用的な話はないようである．

おわりに

SARS-CoV-2 の PCR 検査が保険収載され，検査をもっと自由に実施できる様にした方がよい，という意見が強くなっている．しかし，濃厚接触者の疫学調査ではなく COVID-19 の診療にこの検査を用いる場合の考え方は他の感染症と一緒であり，検査前確率を見積もり，検査を実施することで診療方針が変わるのかどうかで検査適応を考える，という基本に立ち返るべきと考える．日本はインフルエンザ迅速検査普及の結果「検査陽性＝抗インフルエンザ薬」「検査陰性＝インフルエンザではない」という考え方が一般にも浸透して

JCOPY 498-92024

しまい，SARS-CoV-2 についても同様の考え方を持っている人が多いのだろう．この状態を作ってしまったことについては医療従事者にも責任がある．COVID-19 にまつわる出来事は，せめて医療従事者以外にも検査適応の考え方を明確なメッセージとして伝え，医療従事者と共有する機会とも言えよう．

[参考文献]
1) Wu Z, McGoogan JM. Characteristics of and important lessons from the coronavirus disease 2019 (COVID-19) outbreak in China：summary of a report of 72 314 cases from the Chinese Center for Disease Control and Prevention. JAMA. 2020 Feb 24. doi：10.1001/jama.2020.2648.
2) Bajema KL, Oster AM, McGovern OL, et al；2019-nCoV Persons Under Investigation Team. Persons evaluated for 2019 novel coronavirus—United States, January 2020. MMWR Morb Mortal Wkly Rep. 2020 Feb 14；69：166-70. doi：10.15585/mmwr.mm6906e1.
3) 厚生労働省　新型コロナウイルス感染症について　国内の発生状況．https://www.mhlw.go.jp/stf/seisakunitsuite/bunya/0000164708_00001.html#kokunaihassei（Accessed 2020/3/11）
4) 厚生労働省　新型コロナウイルス感染症についての相談・受診の目安．https://www.mhlw.go.jp/content/10900000/000596905.pdf（Accessed 2020/3/11）
5) 国立感染症研究所　病原体検出マニュアル 2019-nCoV Ver. 2.8（2020/3/4 公開）https://www.niid.go.jp/niid/images/lab-manual/2019-nCoV20200304v2.pdf（Accessed 2020/3/11）
6) 国立感染症研究所　2019-nCoV（新型コロナウイルス）感染を疑う患者の検体採取・輸送マニュアル〜2020/02/28 更新版〜（2020/2/28 公開）https://www.niid.go.jp/niid/ja/diseases/ka/coronavirus/2019-ncov/2484-idsc/9325-manual.html（Accessed 2020/3/11）
7) Pan Y, Zhang D, et al. Viral load of SARS-CoV-2 in clinical samples. Lancet Infect Dis. 2020 Feb 24. doi：10.1016/S1473-3099（20）30113-4.
8) Zou L, Ruan F, Huang M, et al. SARS-CoV-2 Viral load in upper respiratory specimens of infected patients. N Engl J Med. 2020 Feb 19. doi：10.1056/NEJMc2001737.
9) 一般社団法人 日本環境感染学会．医療機関における新型コロナウイルス感染症への対応ガイド第 2 版改訂版（ver. 2.1）（2020/3/10 公開）http://www.kankyokansen.org/uploads/uploads/files/jsipc/COVID-19_taioguide2.1.pdf（Accessed 2020/3/11）
10) 京都大学医学部附属病院 検査部・感染制御部 京都大学大学院医学研究科 臨床病態検査学．臨床検査として「SARS-CoV-2 核酸検出」を実施する際に考慮すべき事項（2020/3/9 公開）https://www.kuhp.kyoto-u.ac.jp/~ict/clm/wp-content/uploads/2020/03/SARS-CoV-2labo200309.pdf（Accessed 2020/3/11）
11) 横浜市立大学先端医科学研究センター．新型コロナウイルス感染症（COVID-19）の患者血清中に含まれる抗ウイルス抗体の検出に成功．https://www.yokohama-cu.ac.jp/amedrc/news/202003ryo_covid19.html（Accessed 2020/3/11）

山田和範
Kazunori Yamada

中村記念病院薬剤部

新型コロナウイルス感染症の治療薬候補に挙がる薬剤

ポイント

・2020 年 3 月現在，COVID–19 に対する特定の治療薬はない．
・世界中で，既存の薬剤を中心に COVID–19 に対する臨床試験が実施されている．
・わが国からの症例報告からも有効性を示唆するものも散見されるが，その評価には注意も必要である．
・COVID–19 をコントロールするためにも 1 日も早く SARS–CoV–2 に対するワクチンの登場が期待される．

はじめに

　新型コロナウイルス感染症（Coronavirus Disease 2019：COVID–19）は世界的な感染の拡大をみせ，各国も今まで経験したことがない対応を迫られている．

　COVID–19 とは，ヒトが新型コロナウルス（SARS–CoV–2）に感染することにより発症する病気を指す．つまり，COVID–19 の治療薬候補には，SARS–CoV–2 に対する抗ウイルス薬以外にも，病態に対する治療薬も含まれることになる．

　ここでは，COVID–19 の治療薬候補にあがる薬剤について，主に本稿執筆時点（2020年 3 月 18 日）での情報をもとに記載するが，使用を推奨するものではない．

今わかっている COVID-19 という疾患

　治療薬候補の前に，まずは COVID–19 について，2020 年 3 月現在わかっていることを整理したい（詳細については他項参照）．

　コロナウイルスは，直径 80～160 nm のエンベロープを有するプラス鎖 1 本鎖 RNA ウイルスで，ヒトのほか，イヌ，ブタ，ウシならびにラクダ等，種々の動物に感染することが知られている．ヒトの風邪症候群を起こすウイルスは，α コロナウイルス属の 229E 株，NL63 株，β コロナウイルス属の OC43 株，HKU1 株があり，これら 4 種のウイルスが風邪の原因の 10～15％（流行期 35％）を占める．2003 年には重症急性呼吸器症候群（SARS：severe acute respiratory syndrome）を引き起こすウイルスが，2012 年には中東呼吸不全症候群を引き起こす MERS コロナウイルスが同定され，その致死率は前者が約 10％，後者が 30％以上とされる．

　COVID–19 を引き起こす SARS–CoV–2 も SARS や MERS コロナウイルス同様，β コ

JCOPY　498–92024

ロナウイルスに属し，ヒトの気道上皮細胞に感染すること，SARSコロナウイルスや NL63と同様に，宿主細胞のangiotensin–converting enzyme 2（ACE2）をレセプターとすることも判明した[1,2]．

また，国立感染症研究所は，SARS–CoV–2にとって，呼吸器上皮に発現している宿主のタンパク分解酵素のひとつであり，インフルエンザウイルスの生体内活性化プロテアーゼでもあるTMPRSS2の存在がSARS–CoV–2の細胞内への感染に寄与していることを突き止めた[3]．これは，SARS–CoV–2に対する治療薬を考える上でも，重要な発見であり，将来的な抗ウイルス薬の創薬にも期待される．

SARS–CoV–2は，中国でいち早く分離同定されたあと，国立感染症研究所でも1月31日，国内で確認された感染者から分離，培養された．ゲノム解析の結果，中国の武漢で分離されたウイルスと99.9%一致し，大きな変異は起きていないと考えられている．

COVID–19は，世界的にみると死亡者数が比較的多い国があるものの，わが国の状況をみると，多くが軽症でSelf–limitedな通常の風邪やインフルエンザと同様に自然軽快する側面を持っている．一方で，肺炎が重症化すると人工呼吸器管理が必要となるほど，重篤な病態にまで進行するリスクもあり，特に高齢者の死亡が目立つ．

中国のSARS–CoV–2による死亡患者の剖検例によると，ウイルスは気道と肺胞の炎症を誘発し，肺組織損傷は，SARS（急性呼吸器症候群）に比べ顕著ではないが，浮腫はより強くみられ，重篤な患者の肺胞では粘性液体の漏出が観察されている．これはまさに急性呼吸窮迫症候群（ARDS）の病態を呈していると考えられる．心臓や消化管など他の臓器へのウイルス感染による影響については，明確なものはないとされ，今回解剖された11体は年齢が52歳から80歳の死亡患者のもので，臓器が他の疾病に冒されていた可能性にも触れられている（http://www.ecns.cn/news/2020-02-28/detail-ifztzycc4784168.shtml）．

しかし，わが国では髄液のPCR検査で，陽性になったケースも報告され，北京でも同様に髄液のPCR検査でSARS–CoV–2が検出され，ウイルス性脳炎と診断されたケースもある．

このことからウイルス血症を引き起こしている状態では，呼吸器以外に中枢神経系をはじめ，他の臓器に影響することもあるのかもしれない．

以上のように，COVID–19はまだ不明な点もあるものの治療薬を考えるとき，重症化した場合は，抗ウイルス薬の投与に加え，救命救急領域では，今までも実践されてきたように，ARDSのような病態に対する人工呼吸器管理をはじめ，人工肺（Extra–corporeal membrane oxygenation：ECMO）などの高度な医療設備での治療も並行して進めなくてはいけないことがわかる．

COVID–19治療薬としては，SARS–CoV–2の生体内への侵入を防いだり，ウイルス自体の増殖を抑制することが抗ウイルス薬に期待される効果であり，病態に対しては，肺胞損傷からARDSにいたるまでの重症化予防および治療が期待される．

臨床試験の現状

CDC，WHOがそれぞれ治療指針を示し，その基本は適切な感染対策を行いながら支

持療法を行うことである[4,5]．わが国では，日本感染症学会が COVID–19 に対する抗ウイルス薬による治療の考え方（第 1 版）を 2 月 26 日に Web 上に公開した（http://www.kansensho.or.jp/uploads/files/topics/2019ncov/covid19_antiviral_drug_200227.pdf）．

　現時点で新型コロナウイルス感染症に有効な治療薬は存在しない．しかし，いくつかの治療薬が候補として挙がっている．

　WHO の Clinical Trials Registry（https://apps.who.int/trialsearch/）に登録されている臨床試験は 2020 年 3 月 18 日現在，タイトルに COVID–19 を含むものが 522 あり，薬物療法以外にも疫学的調査や医療機器なども登録され，日々更新されている．同様に米国の ClinicalTrials.gov（https://clinicaltrials.gov/）にも COVID–19 に対する臨床試験数は 130 件登録され，こちらも日々増加している．

COVID-19 治療薬候補と留意点

　薬剤を新規に創薬するには，莫大な資金と時間が必要であり，現在の窮状を早急に打破するには現実的ではないため，まずは，既存の薬剤で効果が期待できそうなものを COVID–19 の治療に流用できないかと検討されているのが現状である．

　中東呼吸器症候群コロナウイルス（MERS–CoV）に対するレムデシビルおよびロピナビル/リトナビル，インターフェロン β の in vitro の効果[6]が報告され，SARS–CoV–2 に対してもレムデシビルとクロロキンが in vitro で阻害効果が認められたと報告[7]された．図1 に文献 6,7 に報告された各種薬剤（一部抜粋）のウイルス阻害濃度と細胞毒性を示す．Wang M らの報告[7]によると，レムデシビルとクロロキン以外にも，いくつかの薬物について in vitro で 50％効果濃度（EC_{50}），50％細胞毒性濃度（CC_{50}），および選択指数（$SI = CC_{50}/EC_{50}$）を評価しており，治療薬候補になりうるリストとして興味深い．

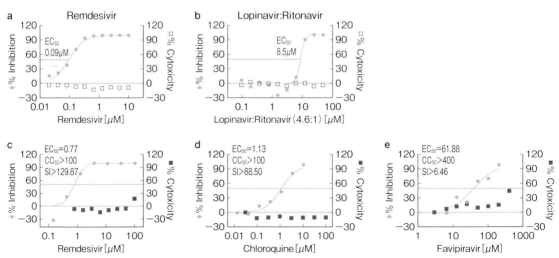

図1　MERS–CoV（a, b）と SARS–CoV–2（c, d, e）に対する各種薬剤の阻害効果と細胞毒性
EC_{50}：50％効果濃度，CC_{50}：50％細胞毒性濃度，選択指数：$SI = CC_{50}/EC_{50}$
（文献 6,7 より一部引用）

　既存の薬剤は，承認された用法・用量では，すでに安全性について確認されており，ヒトへの投与については適応外使用として，使用可能なメリットがある．反面，COVID-19に本当に効果が得られるとする明確なエビデンスは「ない」のが現状である．

　現在，ロピナビル/リトナビルは，HIV診療で処方可能であり，CIVID-19に対しても適応外使用を実施している施設が多数あると考えられ，その留意点を以下に記載する．

●ロピナビル/リトナビル（カレトラ®）

適応症：HIV感染症

特徴：ロピナビルとリトナビルの配合剤．

作用機序：ロピナビルはHIVプロテアーゼの活性を阻害し，感染性を持つ成熟したHIVの産生を抑制する．SARS-CoV-2においても同様な効果が期待され，ウイルス産生の抑制が期待されている．中国をはじめ，臨床試験が進められている．

留意事項：薬効の本体はロピナビルであり，リトナビルは，ロピナビルの代謝酵素CYP3A4を阻害することによりロピナビルの血中濃度上昇目的に配合されており，リトナビルブーストとも呼ばれる．

　このブースト作用により，CYP3A4により代謝を受ける薬剤を併用した場合，血中濃度が上昇するため，併用薬には注意が必要となる．禁忌薬も複数あるが，その中でも，鎮静剤であるミダゾラムは禁忌のため使用は避ける．併用薬がCYP3A4の代謝誘導を起こすものは，ロピナビルの血中濃度が低下するため1日2回投与とする．

　カレトラ®錠を粉砕した場合，小児のデータでは吸収率の低下を示し，ロピナビルのAUCは約45%減少，リトナビルのAUCは約47%減少[8]し，その幅は5～75%と変動が大きく，吸収率が明らかに不安定になるため，気管挿管するような重症患者の場合は，液剤の使用を検討する．なお液剤にはエタノールが42.4%含有され，成人1日用量（10 mL）ではエタノール約4.3 mLに相当する．

　使用にあたりHIV感染がないことを確認する必要がある．下痢，嘔気・嘔吐，腹痛などの消化器系副作用が多くみられる．

　［表1］にCOVID-19治療薬候補の一部を記載する．入手できた場合でも，いずれもCOVID-19に対しては適応外使用にあたり，日本国内ではそれぞれの医療機関で倫理委員会や薬事委員会などの然るべき審査を経た上で使用が可能である．

わが国の症例報告にみる治療薬候補

　日本感染症学会は，わが国のCOVID-19の症例報告をHPで緊急公開し，広く情報の共有を図っている（http://www.kansensho.or.jp/modules/topics/index.php?content_id=31#case_reports）．

　新規症例報告がなされた際には，学会事務局より学会員に対しメール配信されるため，情報のcatch upもしやすい仕組みで運用されている．

　症例報告には，前述した適応外使用として使用可能なロピナビル・リトナビル（カレトラ®），ヒドロキシクロロキン硫酸塩（プラケニル®），ダルナビル・コビシスタット（プレジコビックス®配合錠）＋リバビリン（レベトール®）に加え，COVID-19診断前には，抗

菌薬や抗インフルエンザ薬のペラミビル（ラピアクタ®），ラニナミビル（イナビル®）を使用した症例も報告されている．また，重症例に対してシベレスタット（エラスポール®）やメチルプレドニゾロン（ソル・メドロール®）の使用も報告されている．

なかでも目を引くのが気管支喘息治療薬の吸入ステロイド薬であるシクレソニド（オルベスコ®）の有効性を示唆する報告[9]である．COVID-19 に対する効果はまだ明らかではないが，全身投与ではなく局所投与のステロイドであることから侵襲・副作用が少なく，もし有効であれば有望な治療薬となるだろう．in vitro では，インフルエンザウイルスの複製は抑制せず，コロナウイルスの複製を特異的に抑制した[10]とされ SARS-CoV-2 への治療候補薬の 1 つとして期待される．

以上，症例報告にある薬物について記載したが，薬物の有効性を数例の症例報告から評価することは困難であり，同一症例に複数薬剤の使用も因果関係を複雑にしている．さらに COVID-19 の多くは自然経過で良くなることも評価を難しくしている．

現在，日本感染症学会では，オルベスコ® の投与症例の観察研究も開始予定となっており（3 月 16 日現在），同様に，通常は処方ができないファビピラビル（アビガン®）の特定臨床研究および観察研究も実施される．症例集積からの評価が待たれる．

感染のコントロールという視点からのワクチン

既存の抗ウイルス薬をはじめ，吸入薬などが治療候補薬として期待される中，ウイルス性疾患をコントロールするのは，歴史的にみてもワクチンによる予防が最も効率的かつ効果的である．

ワクチンについての臨床試験も世界的にみると次々登録され，わが国では，国立感染症研究所をはじめとする研究機関や大学で SARS-CoV-2 に対するワクチン開発（不活化ワ

[表1] **COVID-19 治療薬候補**

薬剤名	備考
ロピナビル/リトナビル	ウイルスのプロテアーゼ阻害によるウイルス産生抑制．代謝酵素 CYP3A4 阻害による本酵素で代謝を受ける薬剤の血中濃度を上昇させる．CYP3A4 誘導剤や阻害剤により本薬の血中濃度が変動．錠剤粉砕により吸収率低下のため液剤の使用を検討
レムデシビル	RNA ポリメラーゼ阻害．日本，韓国およびシンガポールとの国際共同治験開始（注射薬）
ファビピラビル	RNA ウイルスの RNA 依存 RNA ポリメラーゼを選択的かつ強力に阻害．催奇形性があり，妊婦・授乳婦投与禁忌．男性は投与終了後 7 日間は避妊の徹底．
クロロキン	抗マラリアおよび自己免疫疾患薬．本邦承認薬はヒドロキシクロロキン．ウイルス/細胞融合に必要なエンドソーム pH を増加させることでウイルス感染をブロックする？
ナファモスタット	急性膵炎，汎発性血管内血液凝固症（DIC），血液体外循環時の灌流血液の凝固防止に適応．細胞膜との融合を阻止（カモスタットの 1/10 の濃度で効果発現）注射製剤
カモスタット	慢性膵炎における急性症状の緩解，術後逆流性食道炎に適応．細胞膜との融合を阻止．内服製剤
シクレソニド	気管支喘息治療薬（吸入薬），局所の抗炎症作用（呼吸器），抗ウイルス作用については機序不明だが複製阻害作用の報告あり
抗 SARS-CoV-2 回復者血漿	ウイルス中和抗体．解決すべき課題として，回復者からの血漿採取の手順，SARS-CoV-2 の陰性確認，抗体が十分に産生されていることを確認する方法の検討，輸血と同等の感染症スクリーニングの必要性など

※上記以外にも臨床試験に登録されている薬剤は多数あり，今後の有効性の報告が待たれる．

JCOPY 498-92024

クチン，遺伝子ワクチン，遺伝子組み換えワクチン）が進められている．米国および中国ではすでにヒトに対する臨床試験も始まった．

　SARS-CoV-2 に対するワクチンが実用化されれば，免疫獲得により，感染や重症化の予防が期待でき，COVID-19 をコントロールできるようになるだろう．

　ただし，一般的にワクチンの実用化には，時間がかかるのが課題である．安全性が担保された，効果的なワクチンの早期実現に期待したい．

おわりに

　現時点で COVID-19 に対する安全性と有効性が確認された特定の治療薬はないため，対症療法が主となる．SARS-CoV-2 に対する新規薬剤の創薬は，その臨床効果，安全性を確認する段階までには時間がかかり，現在のニーズに即応することは困難なのが現実である．

　しかしながら，既存の薬剤は承認用量での安全性はすでに担保されており，これら候補薬剤による治療効果が望めるのであれば，重症化予防や重症例の治療に対し福音となるだろう．次々と臨床試験が進められる中，治療効果が高い薬剤が明らかになる可能性もあり，日々の情報の Update が重要である．

　ただし，COVID-19 は Self-limited な疾患であることも忘れずに，軽症例に対しては，いたずらに未承認薬剤を投与せず，リスクとベネフィットを常に考え，治療開始時期を逸することなく，冷静にこの急場を乗り切ることが肝要である．

[参考文献]
1)　Lu R, Zhao X, Li J, et al. Genomic characterisation and epidemiology of 2019 novel coronavirus: implications for virus origins and receptor binding. Lancet. 2020; 395: 565-74.
2)　Perlman S. Another decade, another coronavirus. N Engl J Med. 2020; 382: 760-2.
3)　Matsuyama S, Nao N, Shirato K, et al. Enhanced isolation of SARS-CoV-2 by TMPRSS2-expressing cells. Proc Natl Acad Sci U S A. 2020 Mar 12. doi: 10.1073/pnas. 2002589117.
4)　CDC. Interim clinical guidance for management of patients with confirmed coronavirus disease（COVID-19）.（Updated 2020/3/3）https://www.cdc.gov/coronavirus/2019-ncov/hcp/clinical-guidance-management-patients.html（Accessed 2020/3/19）
5)　WHO. Coronavirus disease（COVID-19）technical guidance: Patient management. https://www.who.int/emergencies/diseases/novel-coronavirus-2019/technical-guidance/patient-management（Accessed 2020/3/19）
6)　Sheahan TP, Sims AC, Leist SR, et al. Comparative therapeutic efficacy of remdesivir and combination lopinavir, ritonavir, and interferon beta against MERS-CoV. Nat Commun. 2020; 11: 222.
7)　Wang M, Cao R, Zhang L, et al. Remdesivir and chloroquine effectively inhibit the recently emerged novel coronavirus（2019-nCoV）in vitro. Cell Res. 2020; 30: 269-71.
8)　Best BM, Capparelli EV, Diep H, et al. Pharmacokinetics of lopinavir/ritonavir crushed versus whole tablets in children. J Acquir Immune Defic Syndr. 2011; 58: 385-91.
9)　岩渕敬介，吉江浩一郎，倉上優一，他．COVID-19 肺炎初期〜中期にシクレソニド吸入を使用し改善した 3 例．日本感染症学会，症例報告．http://www.kansensho.or.jp/uploads/files/topics/2019ncov/covid19_casereport_200302_02.pdf（Accessed 2020/3/19）
10)　Matsuyama S, Kawase M, Nao N, et al. The inhaled corticosteroid ciclesonide blocks coronavirus RNA replication by targeting viral NSP15. doi: https://doi.org/10.1101/2020.03.11.987016.

新型コロナウイルス感染症を語る

インタビュー：2020 年 3 月 11 日．オンラインにて．

岩田健太郎
Kentaro Iwata

神戸大学大学院医学研究科微生物感染症学講座
感染治療学

病原体としての SARS-CoV-2 とは

現在，新型コロナウイルスと呼ばれているウイルスは去年の 12 月頃に発症例が見つかり，今年になって初めて同定された，まだ非常に歴史の浅いウイルスということになります．基礎医学的には様々な学術的発見・進歩が報告されています．例えば，ウイルスにはいくつかの遺伝子型があり，そのタイプによって感染の仕方が若干違うのではないかということや，ヒトのどのようなレセプターに受容されて感染が起きるかといった基礎的研究がなされています．ただし，これが臨床的に意味のある遺伝子的違いなのか，あるいはレセプターへのくっつき方が病態にどのように影響しているかといったことについては，まだあまりよくわかっていません．

基本的には，このウイルスは呼吸器感染症の原因と考えられています．ほかのコロナウイルスと同様に，上気道感染・下気道感染（肺炎）の両方を起こすことが知られています．また，血液中からもウイルスが検出されており，ウイルス血症（バイレミア）を起こすこともわかっています．山梨の報告では，中枢神経の感染症，髄膜炎を起こす可能性も示唆されています（注：2020 年 3 月 8 日の報道によれば山梨大学医学部附属病院に搬送された新型コロナウイルス感染症患者が髄膜炎を発症していることが発表された）．あとは，糞便からも見つかっていますが，便にウイルスがいるだけなのか，腸炎を起こす原因となるかはまだよくわかっていません．いろいろなところからウイルスが検出されていますが，ざっくり言うと呼吸器感染症の病原体であると考えてよいです．

基本的には人間に感染するものの，もともとは何らかの動物から由来したと考えるべきだと今のところ言われていますが，元の動物が何かははっきりしていません．香港からの報告ではイヌから繰り返しウイルスが見つかったため，イヌに感染するのではないかというデータが出ていますが，本当にイヌに感染するものなのか，あるいはイヌからヒトに感染するのかについてはまだわかっていません．ですので，ペットなどをどう扱うかはまだ

JCOPY 498-92024

全くわからない状況です．つまり，まだ現時点ではわからないことばかりなのです．

感染経路，症状などの実態と対策

　病気の感染経路としては，おそらく飛沫と接触によるものです．くしゃみや鼻水など飛沫と呼ばれる水しぶきが飛んできて起きる感染，およびその水しぶきが何かにくっついたところを手で触り，その手が鼻や口に触れることで感染する接触感染が起きるということです．エアロゾルと呼ばれる感染経路もありますが，これはおそらく稀な現象で，何らかの影響で非常に微細な水しぶきが人工的あるいは自然発生した場合に，通常の飛沫よりも遠くに飛んでいくエアロゾルが発生する可能性が示唆されてはいますが，このウイルスで起きると確定されたとする報告は，私の知る限りではまだありません．また，仮にエアロゾル感染があるとしても，めったに起きないと思います．

　SARS の時に，マンションの上下階でトイレに流した水に含まれるウイルスが，便座洗浄時に飛び散る水しぶきにより感染を起こしたエアロゾル感染例が報告されています．たしかに，新型コロナウイルスも，便からウイルスが検出されているので将来的にこのような感染例が見つかる可能性はありますが，現在のところ 10 万人以上の感染が見つかっていてもトイレを通した感染は全く報告がないので，このようなことはほとんど起きないか，起きたとしてもメジャーな感染経路ではないのでことさらに心配する必要はないと考えていいでしょう．

　潜伏期間は，平均的に言うと 5〜7 日間くらいで，最短だと 2 日ほど，だいたいは 14 日以内に発症します．まれに，14 日よりも長い潜伏期間を経て発症する方もいるかもしれませんが，ほとんどは 14 日以内に発症するため，潜伏期間としては 2 週間以内だろうと最近の Annals of Internal Medicine の予測モデルで推定されています [Stephen A. Lauer, MS, Kyra H, et al. The incubation period of coronavirus disease 2019（COVID-19）from publicly reported confirmed cases：estimation and application. Ann Intern Med. 2020. doi：10.7326/M20-0504.]．

　発症のしかたはさまざまですが，特徴としては非常に軽い症状から始まることが挙げられます．咳や微熱といった，これといって特徴のない症状が主体ですが，1 週間ほどたつと一気に呼吸状態が悪化する形で重症化する人がおよそ 2 割，8 割の方は軽い症状のみで勝手に治ります．2 割の重症患者の中には集中治療を必要としたり，亡くなる方もいます．死亡率については国によって違いがありますが，分母となる感染者数が違うため，厳密な CFR（致死率）は不明だと思います．ただ，感染者全体を考えると，おそらく 1% 未満というのが一般的な考え方かと思います．高齢者と高血圧の方の死亡率が一番高く，特に日本の場合は，80 代・90 代の方の死亡リスクがもっとも高いことがわかっています．

　現在のところ，治療薬はたくさんの候補があって，レトロウイルスに対する薬としてカレトラ®（ロピナビル/リトナビル）のようなプロテアーゼ阻害薬，アビガン®（ファビピラビル）のようにインフルエンザ治療薬として開発された薬，免疫グロブリン，吸入ステロイド薬などのほかにも，体外で酸素交換を行う ECMO というデバイスといったものが治療に有効なのではないかと言われています．ただし，いずれも「使ったら良くなった」という患者のエピソードが羅列されるだけで，少なくても現時点では「これを使うと患者の予後が改善される」というような治療法は確立されていません．したがって，治療とし

ては重症患者のサポーティブケアで全身管理をして病気が自然治癒するまで何とか耐え抜くということとなります.

　予防のためのワクチンは今のところ存在せず，今後，臨床試験を行い上手くいくかどうかがポイントとなりますが，現段階で1番パワフルなのは手指消毒です．アルコールなどの消毒薬を使ってウイルスを除去し，手から感染原因を取り除くことが大事です．マスクについては，飛沫がマスクの隙間から入るため，一般生活においてはほとんど効果がありません．病院内で診療をする際にはマスクは有効ですし，本当にコロナ陽性だと確定診断がついた場合にはPPEと呼ばれる防護服を着てケアをするのが一般的とされています．PPEをどこまで着ればいいのかは諸説ありますが，このウイルスはエボラウイルスと違って接触感染のインパクトはそれほど大きくなく，ちょっと触っただけですぐに感染することはないので，フルPPEと呼ばれる宇宙服のようなものを着る必要はありません．逆に，あのような防護服を着てしまうと脱ぐときにウイルスに触れてしまう欠点も指摘されているので，基本的には呼吸器と眼をしっかり保護するPPEが推奨されています．

海外，国内での感染拡大の状況

　世界的にみると，中国で8万人以上の感染者が出ていますが，今このインタビューを受けている時点ではほとんど制圧状態で，新規感染者はどんどん減っており，完全制圧の1歩手前となっています．

　韓国も8,000人近い非常に多くの感染者が出ていますが，やはりここ数日で新規患者数がどんどん減っていて，制圧が見えてきたところです．ちなみに，韓国については検査のし過ぎではないかという議論，韓国ではPCRをたくさんやっている一方，日本ではあまりやっていないがどちらがいいのかという議論がなされていましたが，そもそも，韓国と日本のどちらが適切かという議論自体が間違いです．韓国は，1つの宗教的集会を介して一部地域に集中してものすごく多くの感染者が発生したという特徴があります．こうした場合，当然その発症した集団の濃厚接触者を片っ端から検査する戦略を取るので，検査の実数というよりも，その地域でどういう規模の感染が起きていて，それに対して何割の検査をしたかが大事です．一方，日本の場合は集中的に患者が出たのはクルーズ船内だけで，ポツリポツリという小さいクラスターの連続が基本で，せいぜい大阪のライブハウスで感染した患者が出てきたという状況です．つまり，アウトブレイクのクラスター規模が韓国とは全く異なります．したがって，どこに検査を集中して投入するかという注力の置き方が，愛知県，北海道，少し前の和歌山など日本では分散しているのです．そもそも検査の目的が韓国とは違うので，検査の絶対数だけを比較してその優劣を判断するのは適切ではありません．

　ということで韓国も制圧に向かっている中で，今いちばん問題なのはイタリアです．ものすごい勢いで患者数が増えています．また，今日3月11日時点で，患者数の増加という意味でイタリア以上に心配なのはスペインで，わずか1日で新規患者数が1,000人を超えているとヨーロッパCDCは発表しています．イタリアも患者増加数はかなり多いのですが，増え方としてはスペインの方がさらに上回っており，より心配です．あとはイラン，アメリカ合衆国など患者が増え続けている国はたくさんあります．また，南米でも，ブラ

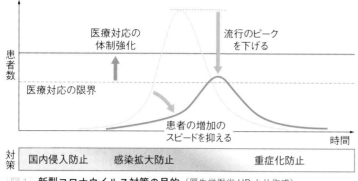

［図1］　**新型コロナウイルス対策の目的**（厚生労働省 HP より作成）

ジル，アルゼンチン，メキシコなどで患者が出てきています．南半球は，今は夏ですが，これから寒くなっていったときに，北半球とは異なる流行のしかたになる可能性が出てきています．世界的にはこうした，これから感染がどんどん拡大するであろう地域がたくさんあり，人や物の移動を介してまた日本に流行が戻ってくる可能性もあります．現在，日本はいくつかの地域を渡航禁止にしていますが，渡航禁止をずっと続けることも問題ですので，これから世界中のどの地域でどのように患者さんが増えていくのか注意深く見ていくのは，国内の封じ込めと共に非常に重要な課題になってきます．

わが国のリスク・コミュニケーションの問題点

　日本のリスク・コミュニケーションについては，いくつかの問題点があります．各論的にはいくつかポイントがあるなかで，日本政府の最大の問題は「こうあるべきだ」と「実際にこうだ」ということがごちゃごちゃになっていることです．典型的にはダイヤモンド・プリンセス号の問題が挙げられます．「ダイヤモンド・プリンセス号では2月5日の隔離以降，2次感染は起きてはいけない」という話が最初に出たわけですが，いつのまにかそれが「起きてはいけない」から「起きていない」「起きていないに決まっている」と変わってしまい，2月19日に14日間の隔離期間を終えた人達は下船して，バスや電車など公共交通機関を使ってもいいことにしてしまいました．多くの国ではあの時に，ダイヤモンド・プリンセス号での隔離は失敗したという前提で，アメリカ，カナダ，香港，オーストラリア，イスラエルなどへチャーター機で帰国した人は追加で2週間の隔離をさせています．ところが日本では，「2次感染は起きてはいけない」が「起きていない」にいつのまにか転化されてしまい，隔離は成功しているに決まっているという自分で作った神話を信じ込んでしまったのです．こうした，自分の言葉で暗示にかかってしまう，失敗を認めたくない，見なかったふりをするというのが日本ではよくある失敗のパターンで，見たくないものが見てはいけないものになってしまうのです．結局，下船した人から2次感染が起きて，スポーツジムを閉じたり接触者検証をしなくてはいけなかったり，多くの人を不安に陥れ保健所が対応しきれない事態になったり，2次災害が起きているわけです．これらはすべて，自分が失敗した時にどうなるかのプランBを全く念頭に置かずに，当初計画し

たプランAを信じ込んでしまい，うまくいっているに違いないという暗示にかかってしまったことが原因です．

　同じことが起きるのではないかといま懸念しているのは，日本では感染のピークをおさえて医療機関のキャパシティを上げること，流行の時期をずらして医療のメンテナンスをしようというスローガンを掲げています．よくメディアで出されるグラフ［図1］のようにピークの山を右にずらして山を低くすることで医療のキャパシティを維持して頑張りましょうという感じです．あのグラフは世界中で使われているのですが，何が心配かというと，縦軸にも横軸にも目盛りが打たれていないことです．縦軸は患者数，横軸は時間ですが，何人をピークとして，それを何人に抑え込めばいいのか具体的なシナリオはなく，横軸も，何ヵ月でどうするという提示はなく，高くなるといけないので低くしましょうという観念でしかないのです．リアルデータのシミュレーションではなく，あくまで観念の産物でしかないのです．要するに，日本で今後どんなことが起きても，数字を自由にいじり最悪のケースを抑え込みましたと言い逃れることがいくらでもできてしまうのです．日本の役人は絶対に失敗しないといわれているのは，目標を置かないからなのです．

　もう1つ，すごく懸念しているのは患者数のピークを低くすることで負担を減らすシナリオですが，「患者はたくさん見つかってはならない」という自らに対する呪いになってしまわないだろうかということです．日本では，現在，限定的に入院が必要な人にだけPCR検査をする方針で，風邪症状のみの人にはPCR検査は行っていません．これはすごく正しいことで，偽陰性が多いとわかっているPCR検査を無駄遣いし，本当は陽性患者なのに陰性だと確定してしまうことで感染を広めてしまうような失敗をしないためには非常に重要です．しかし，制限をやり過ぎてしまうと，例えばある地域で起きているアウトブレイクのような場合も診断基準を満たしていないから検査しませんとしてしまい，感染の状況にすら気づいていないという状況が生まれかねません．だから，検査をしなければいいというものでもないのです．PCRをじゃんじゃん行うのはおかしいと多くの専門家が言っていますが，やらなければいいわけではありません．何事もそうですが，過ぎたるは及ばざるがごとし，やり過ぎもやらなさ過ぎも間違いなのです．流行はないと思っていても，実は検査されていないだけで何十人，何百人の感染者がいるというのではインパクトが全く異なります．「高いピークをおさえて低くしましょう」という目標が，「高いピークが起きることそのものを許さない」というおかしな話にねじれてしまうと大問題なのです．「高いピークが起きていてもそれを認めないことにしましょう」と歪曲されてしまうと現実逃避というか，たくさんの患者が発生することそのものを見たくないという状況になりかねず，まずいと思います．

　日本ではよくある失敗パターンですが，イタリアが今回，このような失敗をしたのではないかと思うのです．イタリアでは一気に患者数が急増しましたが，感染が一気に拡大したというよりは，1月くらいから感染者がすでにいたけれどそのことに気づかず，感染が広がってから，たまたま患者を1人見つけたことを契機に検査をしてみたらどんどん陽性になるという形で，1日に100人規模で新規感染者が見つかるようになったのではないでしょうか．つまり，感染者が増えているというよりは，増えた患者にようやく気づいたということです．これと同じことが日本で起きるとやばいわけです．いま日本では，一番感染がひどいといわれている北海道でも107人，東京が60人，愛知県も84人（2020年3

月10日12時時点，厚生労働省）というレベルで，人口比率で考えるとかなり低く抑え込んでいます．兵庫県でも13名の患者が見つかっていて増えてきてはいますが，何百という検査数に対して陽性率は5％ほどなので，検査をしなさ過ぎて見逃しているというよりは，それなりにきちんと検査をして感染者を見つけているということが神戸市ではできています．ただし，他の地域で本当に必要な検査を行わずに感染者を見逃し，気づいたときにはとんでもないことになっているという事態に陥らないとは限らないので，要注意だと思います．大事なのは，検査の陽性者数だけをトラッキングするのではなく，地域ごとに一定数の検査をしているのかモニタリングしないと，イタリアと同じことが起きる可能性があります．3月11日の時点で，日本もピークが見えてきた印象はあるので，このまま中国や韓国のように制圧へ持っていくことも不可能ではないと思います．ここが正念場かと思いますが，先ほど話したように日本のリスク・コミュニケーション最大の問題である，「こうやっていきましょう」が「こうなってはいけないはずだ」と，目的と手段が逆転し，現実を理想に合わせてしまうことは絶対に回避しなくてはいけません．本来は，理想・目標に向かって現実世界を見据えたうえで近づけていくべきですが，現実そのものを見誤って頭の中の理想に合うように現実を捻じ曲げてしまう逆転現象が起きないようにすることが大事です．日本では本当に陥りがちなパターンなので気をつけないといけないと思います．

今後，わが国の医療現場が取るべき対処法に関する基本的な考え方

概ね，いま日本がやっていることはいくつか問題点はあるものの，ざっくりと言えばまともだといえます．ただ，一番懸念すべきことは，今後必ず出てくるであろう高齢者を中心とした重症患者の対応です．医療リソースがどこまで持ちこたえることができるかがポイントで，そのためには引き算の論理が必要です．現在行っている，マスクや人工呼吸器の増産といった，いわゆる足し算の論理も確かに重要ですが，医療リソースの維持については引き算の論理こそが求められます．例えば，必要のない外来は閉めるとか，毎月の定期外来処方を半年に1回にしてしまうなどが挙げられます．糖尿病や高血圧などは向こう3ヵ月くらい診察をしなくてもそれほど大きく変わりません．平常時であれば毎月HbA1cを確認する患者も，今だけは半年後に来てもらうようにしても，大きな問題にはなりません．ある程度割り切って，非常時用のケアの形，不要不急のことはやらないことにする，引き算していくことが必要で，覚悟を決めるべきなのです．

もう1つは，増加傾向にある医療圏での患者発生への対策が重要です．すでに兵庫県では精神科，介護施設，病院勤務医での患者が見つかっています．例えば医師が感染した時に，当然，濃厚接触者は14日間出勤停止になりますので，医療のパワーがガタ落ちしてしまいます．なので濃厚接触者をつくらないことが必要になります．神戸大学の感染症内科では，今はカンファレンスをやめています．各自バラバラに診療だけを行い，個人的にディスカッションをしたり難しいケースでは電話で相談をしたり一緒に診察したりしますが，全員で集まってカンファレンスはしていません．もともと神戸大ではやっていませんが，製薬会社の説明会など，すべて大勢で集まるようなことはやらないです．もし1人で

も参加者から感染が出た時に，全員が濃厚接触者になってしまうという全滅の事態を避けるようにします．これもダイヤモンド・プリンセス号を教訓とすべき点で，あの時は厚生労働省のトップレベルの役人が全員現場に背広にサージカルマスク姿で来て，副大臣まで一網打尽になってしまいました．そういった「みんなでやるぞ」という精神論だけではなくて，できるだけリスクを分散させることが大事なので，曝露を避け，全滅を避けることです．全員で竹やりを持ってバンザイアタックするのではなく，同じ部屋にいる人がある日突然感染者になるリアルなシナリオがある中で，この人が発症してもチームが全滅しないようなリスク分散型の戦略を立てる必要があります．これは医療圏だけでなく，行政も政治も含め，すべてに当てはまることです．バンザイアタックをしないためにどうしたらいいか，冷静な判断をし，非日常モードの体制を取り，こうしたインタビューや会議などもすべて Skype にするなどの工夫が必要です．

今後の展望

今後どうなっていくかは，このまま韓国と中国がウイルス抑え込みに成功し，日本も同じことができればいいなと思いますけれども，世界的な流行レベルで言うと仮にイタリアが抑え込めても，次にスペインが出てきて，フランス，ドイツ，そして南米が出てきて，今はまったくブラックボックスのアフリカがどうなるかが分からない状況なので，世界レベルで全部抑え込むというのは近々には無理だと思います．向こう2，3ヵ月で世界中から新型コロナウイルスが無くなるというのは現実的シナリオではないと思います．まずは，日本が抑さえられるかどうかが重要ですが，仮に日本で抑え込めたとしても，世界レベルの危機が無くなるということはありません．ということは，日本は常に外からのリスクにおびえ続けなければならないことは変わりませんので，端的に言うとオリンピックは個人的には難しいと考えていますが，そこは人によって感じ方は違うと思います．

引き算の論理：具体的に診療所・病院レベルでどうしたらいいのか

最後に，今回のインタビューで最も重要な点である，今後求められる引き算の論理を具体的に各医療施設でどのように行うか補足します．まず1つは，今やっている無症候者・軽症者の入院をやめることです．これも医療の無駄遣いですので，現在無症候者の監視目的だけで病床を埋めてしまっている指定医療機関がすでにありますが，すべて自宅待機で問題ないので，人工呼吸器が必要な人など医療のスペックが必要な患者に入院を限り，軽症者はどんどん退院させることが大事です．

次に，検査の無駄遣いをやめることです．無症候者に対し感染していないという根拠のためにPCR検査を2回行うように現在の方針では決められていますが，このPCR検査2回というのはまったく当てにならないということが多数の症例からわかっています．その2回で陰性でも，後から陽性になることがよくあり，その場合すでに行われた2回の検査は無駄というか，形式的な儀式にしかなっていないのです．周りの人の安心感を生むための道具でしかなく，その安心感は間違っているといえます．日本の「安心・安全」という

考え方も非常にやばくて，確かに「安全」は大事ですが，安全以上の「安心」はいらない，ありえないのです．必要なのは安全だけで，安全でないのに気持ちだけ安心させるというのは，病気の根本治療は行わずに，すごく強い痛み止めで痛みだけをなくし，症状が無くなったかのように感じさせているのと同じことです．これは愚かなことで，病気を治すことと併せて痛み止めを使うならいいけれども，病気を治さずに痛みだけを取って放置し，ごまかしたふりをするのが「安心」です．外国では「安心・安全」とは言わず，「安全」としか言いません．日本の「安心・安全」という観念そのものが良くないことで，安全だけで勝負することが重要です．つまり，事実とデータに基づき，ここまでは安全，ここからは危険という事実を把握し，危険から逃げず，危険だという現実を直視することが大事で，「危険だけれど安心感だけ与える」ということが一番あってはならない危険な考え方なのです．PCRで2回陰性が出たというのは，安心すべき事態では決してないので，そういう無駄な検査をすべきではないです．無駄な検査をなくせば，当然2次感染のリスクも減るし，ほかの本当に必要な人にPCR検査を行う余力も与えることができます．

　また，待機的手術や定期外来など緊急でない患者の来院・入院を減らすことも必要です．そこで，感染症診療にあたる病院の感染症以外の病気は，感染症を診ていない指定医療機関以外の病院で肩代わりしてあげるという，地域でのチームワークも必要になってきます．多くの病院が現在，熱のある患者を診ないといっていますが，それは間違いではないのです．感染症対策のできていない病院が無理に発熱患者を診て2次感染を起こしてはいけないので，それは断って正解です．むしろ，感染症診療をしている病院の，普段の透析患者や高血圧，狭心症などの患者さんを，そうした他のキャパシティのある病院で代わりに診てあげるというような分かち合い診療体制が必要になってきます．そうして限りある医療リソースを有効に使うことが大切です．定期受診など，エビデンスがなく絶対に必要とはいえないことは，検診なども含め本当に必要なのかしっかり吟味したうえで，少なくとも緊急性がなければすべて先延ばしにするというのが大事な決断だと思います．必要かどうか吟味し，臨機応変な判断をするというのは，医療に限らず他のすべての事柄について言えることです．

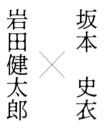

岩田健太郎 × 坂本 史衣

感染対策のフロントライン

2020年3月13日オンラインにて対談
Kentaro Iwata　神戸大学大学院医学研究科
　　　　　　　　微生物感染症学講座感染治療学
Fumie Sakamoto　聖路加国際病院感染管理室

岩田　まずは坂本先生から東京都の情報を教えていただいてもよろしいでしょうか？

坂本　東京都の検査件数と陽性者数は発表されている通り，922名へ検査を行い，79名が陽性です（3月12日報告）．1,700件ほど検体が出ていたと思います．

　検査は疑似症例に絞って実施しているものの，保健所には可能な限り除外をしたと伝え，説得して受け入れてもらっている状況です．なので，都内の検査件数はそれなりに多いものの，おそらくクルーズ船関係者と，クラスターに関連する接触者検診として行った件数が多くを占め，実際に臨床現場から出されている検体はそれほど増えている印象は受けません．

　当院から提出する検体数は徐々に増えていますが，ほとんどが陰性で戻ります．

岩田　今朝，東京都のHPで確認したのですが，3月11日のデータだと1日で133件検査をし，うち陽性者は2名だったそうです．（累計2,624件，75名陽性）都内の新規発症は現在，非常に低く抑えられていて，検査数も抑えているといっても，必要な分はそれなりにきちんとやっているのではないかと思います．決まりがあるわけではないのですが，だいたい陽性率が5％ほどであれば，必要十分な検査は行われていて，アウトブレイクというか蔓延しているのを見逃している状況とは考えにくいと思います．

　クルーズ船からの患者の退院状況はどういった感じでしょうか？　まだまだなのですか？

坂本　この間，一番多くの患者を受け入れていた自衛隊中央病院から，100名以上退院したのが大きかったです．ただ全体的な状況としては，重症化した人は入院期間が長くなりますし，軽症な方でも，PCR検査で2回陰性にならないと退院できないため，入院期間は長期化する傾向です．

岩田　検査2回を退院基準としていることをどう思われますか？

坂本　正直，やめてほしいです．

岩田　やはり，やめてほしいですよね．

坂本　自宅療養可能な病状の患者さんが病床を利用することになります．

岩田　何かステップダウンユニットのようなものを作り，そちらへ移してほしいと思っています．

坂本　そうですね，急性期病院でなくてもいいだろうと感じます．重症者を受け入れる役割のある病院で，重症度にかかわらず検査陽性なら入院させなければいけない上に，なかなか退院させられないのでは病床がどんどん埋まっていく一方です．これは，やはり変えないと厳しいです．ここ1〜2週間で，疑い例も含めてぐっと増えたので，このペースで患者が来てしまうとまずいです．

岩田　3月6日からPCR検査の保険適用が開始されて以来，検査件数はすごく増えていますよね．

坂本　東京都では，今後，かかりつけ医が保健所を介さず，直接患者を帰国者・接触者外来に紹介する体制に変わる可能性が出てきています．そうなると帰国者・接触者外来を設置している病院では，ウォークインの患者と合わせて，紹介される相当数の軽症患者にも対応せねばならない状況に陥ることが予想されます．

岩田　たぶん，医師会で先生が感染してしまったためにインフルエンザの迅速検査もやめようという方向になっているのではないかと思います．きちんと防御ができない環境下でPCR検査をしてしまうリスクがだいぶ強調されるようになりました．

坂本　それ自体は良いことだと思うので，臨床診断で重症者と自宅療養可能な患者の振り分けが機能することを期待したいです．

岩田　クルーズ船の方が大勢退院したというのは非常にいいことで，東京や神奈川を筆頭に関東全体が少し落ち着いてきている印象を受けています．

実は今，一番悲惨なのが兵庫県でして，ちょっと前まではすごく落ち着いていたのですが，ここ数日でバタバタと最悪の状況になっていて，「関東大変だな」とか言っていたのがまったく逆の立場になってしまいました．

坂本　高齢者施設と病院ということで，どこでも起こりうるシチュエーションですよね．

岩田　それが同時に来てしまったので，やられてはい

けない所が全部やられてしまった．結局，兵庫県には今5つクラスターがあり，35名陽性が出ていますが，ほとんどすべてが5つのうちのどれかから発生しています．1つは大阪のライブハウスで，これはまあいいでしょう．あとは，保育所，デイケア施設，精神科病院，地域の基幹病院ということで，感染が起きてはいけない所が一網打尽にやられてしまいました．かなり現場は大変で，私が勤める兵庫県立加古川医療センターでも患者が出ていますし，検査件数ももちろん増え，外来も大変です．いわゆる指定医療機関は軒並みいっぱいになっていて，先ほど坂本先生がおっしゃったとおり，PCR検査で陰性にならないのでいつまでも入院させている状態に急に陥ったので，すごく困っています．

何よりも，精神科病院での感染制御は極めつけて困難です．徘徊される方とか，指示に従っていただけない方とかがいる中，スタッフも感染制御の経験がない人がほとんどで，本当に大変です．報道によると，現在，仁恵病院という入院患者をメインとする姫路市の精神科病院では，134人を検査し，スタッフを含めて10名の患者が出ていますが，さらに悪いことに姫路市が，「これまでに全員をPCR検査し，10名の陽性者が出ています．これで調査終了」と言ってしまったのです（異説あり）．

坂本　え？　終わってしまったのですか？

岩田　終わってしまったらしいです．当然のことながら，まだ事が起きてから数日しかたっていないので，現段階でPCR検査が陰性でもそれで終わりということにしてはならないのです．ただ，報道を見る限り，これで調査は終了と書いてあり，目を丸くしてしまいました．

坂本　まだ潜伏期間の人はたくさんいらっしゃいますよね．

岩田　しかも，精神科の患者さんはご自分で症状を正確に言えない人も多いので，本人の自己申告では当然だめで，ずっとモニタリングし続けなければいけません．

また，保育園でもたくさんの患者が出ていて，保育所を閉めなくてはならず，そこへ預けていた親の仕事など，2次的な問題も生じています．

あと1つは，北播磨総合医療センターでは医師が2名感染してしまったがために，スタッフなど濃厚接触者がすべて自宅待機となり，医療のパワーがガタ落ち

しています.

坂本　北播磨総合医療センターは，救急も停止するそうですが，あそこを閉めてしまっては，周辺の人々の行き場がなくなってしまうと思うのですが，どうなのでしょうか.

岩田　そこは，ドクターヘリなども使いながら周辺地域で賄っていくしかないと思います.兵庫県の北部は大体すごく田舎で山の中なので，日常の救急診療をどう維持していくかというのが大きな問題になっています.姫路市や，私が勤める加古川医療センターなど基幹病院では感染症病棟が軒並み埋まりつつあり，それが医師の負担を圧迫して，他の救急診療に手が回らず影響が出ています.イタリアほど悲惨ではないと思いますが，やはり大変な状況です.

　私の妻は神戸市立医療センター中央市民病院という特別指定医療機関で働いているのですが，毎日新しい患者がどんどんやってきて，中には重症患者も一定数いるということです.兵庫県は死亡者も1人出ましたが，やはり基幹病院がやられてしまうとまずいですね.基本的に感染症対策というのは，そこまで特別なことはないのですが，すっと小さな隙間から入り込まれてしまうと，ひとたまりもなくやられてしまいます.

坂本　その通りですね.これまで国内の病院では，COVID-19に罹患していることがあらかじめわかっている患者を受け入れることが多く，そこで院内感染が出ていないのは素晴らしいことですが，わかっているケースには適切に対応しやすい.一方で，普段標準予防策をほとんど実施していないような施設に，感染しているかしていないかわからない状態で入ってきてしまうのがCOVID-19のやっかいなところだと思います.

岩田　その通りですね，本当に痛い状況です.

坂本　まさかの展開でしたよね.脆弱な集団が一気にやられてしまったな，と見ていてびっくりしました.

岩田　やられてはいけない所が，なんだか意図的なのではないかと思うくらい全部やられてしまいました.

坂本　神戸での同時発生はものすごい確率だと思いましたが，東京でも当然，脆弱な集団が一度に感染する可能性は常に考えておかなくてはならない.むしろ，時間の問題かもしれません.

岩田　これは完全にランダムに起きるので，どこで起きても不思議はないです.今回たまたま兵庫県で4つのクラスターが同時発生してしまったのですが，それ

それは孤立したバラバラの感染集団なのですよね.ただまあ，選抜高校野球は中止になり，兵庫県の患者数がいきなり増えたから全域がヤバいという印象になってしまってはいますが，実際には兵庫県はクラスター感染しか起きていないので，街中や路上でウイルスが蔓延しているわけではなく，やたら多くのクラスターが出てしまっただけで，全域でみればそれほどでありません.患者数は多いですが，ほとんどがライブハウス関連です.愛知もそうで，患者数はすごく多いけれども，クラスターでトレースできない人はほとんどいなくて，この感染症は本当にクラスター感染なのだと思います.

坂本　それは朗報ですね.接触歴が確認できて拡大を防ぐことができれば素晴らしいことだと思います.これからは，クラスターだけでなく，孤発例が増えてきたときに備える必要がありますね.今のように街中に人が少ない状態が続く限りは発生を抑制できるのかもしれませんが，長期間維持可能ではないですよね.

岩田　どうしても我慢の限界が来ますね.

坂本　経済的な限界，我慢の限界がきて，もうやめたいと思う人が出てくるかもしれない.あるいは「もう大丈夫なんじゃない?」という気持ちで以前と同じように活動する人が増えて感染者が増えるかもしれない.そのときに果たして私たちが落ち着いて行動することができるのか若干不安があります.というのもこれまで自分が行ってきた仕事を振り返ると，対ウイルスに費やしている労力よりも，人がパニックにならないために費やす労力が大きく，人災に近い状況になっているように思えるからです.

岩田　人への対策の方がはるかに時間がかかるのですよね.私も，某ICUのスタッフから「ICUにCOVID-19の患者がいて，その人の聴診はどうしたらいいか?」と質問を受けて，「そんなもの，やめればいいじゃないですか.」と答えました.「呼吸数を見て，X線写真を撮りサチュレーションをしっかりとっていれば聴診器を使わなくても問題ないですよね」と言いましたが，「でも挿管したら必ず聴診器で確認が必要ですよね」「いや，それもX線写真を撮れば確認できますよ.聴診器を当ててもわからないこともありますよね」と何度かやり取りをしました.日常なら聴診器を当てればいいけれども，非常時は非日常モードの対応をしなければならないので，聴診器をどうきれいにするか考えるよりも，そもそも必要ないことは一切しな

いという方向にすればいいと言ったのですが，何度言っても「我々は普段聴診器を…」と繰り返すだけで，延々と同じ議論が続いてしまいました．そういった人の説得というものにはすごく時間がとられます．

坂本　枝葉の部分ですよね．COVID-19を機に医療界が標準予防策を意識しだしたのはよいことですが，普段から標準予防策を行っていれば大きな変化はなかったのに，普段やっていないことを始めたがゆえの混乱というのもあります．

岩田　方々から相談を受けていますが，普段できていない病院ほど混乱しています．普段から感染症対策をきちんとやっている病院は，このコロナウイルスに対する特別な予防策はないので，普段の標準予防策とちょっとプラスαで，別に特殊なことはありませんので，どちらかというと何も変わらないです．普段やっていない所では大慌てになって，これはどうなんだ，あれはどうなんだ，と質問が延々出てきています．

坂本　コロナ対策と言われているものは，実は標準予防策なんだよと訂正して伝えることも大事ですね．

岩田　手指消毒プラスαという所に尽きるのではないかと思います．ほとんどの質問への答えがそうなるので，この数日で手指消毒と何百回言ったんだろうか，という感じです．

坂本　そうそう．だから，今やっていることは年中やったらいいと思います．新型コロナウイルスは厄介ではありますが，一つ良かったことは，標準予防策が大事だと改めて認識できたことと，会議が減ったということです．

岩田　それは私も思いました．無駄な会議がことごとく減ったので，今までのは何だったんだという感じです．

坂本　やらなくても済むものはたくさんありました．また，主に事務系のリモートワークについても真剣に考えるきっかけができたと思います．

岩田　そうですね，それ以外選択肢がないので働き方改革は確実に進みますね．例えば当院でも，月曜日に病院幹部が全員集まって対策会議を開いていたのですが，「この会議が一番危ないです．この中から1人でも感染者が出たら全員濃厚接触者で休まなくてはいけないので，病院の機能がガタ落ちですよ」と言ったら，皆さんハッとした感じで，できるだけ分散して集まらないようにすることになりました．こういった基本的なことも，改めて言って初めてみんなが気づくようなのです．

坂本　悪いことの中にも良いことがあると感じています．

岩田　今日は本当は東京の話をメインで聞こうと思っていたのですが，兵庫の方がよっぽど大変な状況になってしまいました．でも，いろいろな意味でたくさん勉強になっています．保育園でも精神科病棟でも，教科書的な感染症対策をやることが絶対にできない場所なので，大変だけどもやりがいがある，頑張りどころだとも言えます．どのように収束していくのか今のところまだ読めません．これ以上感染が広がるかどうかが修羅場で，今いちばん気にしているのは北播磨総合医療センターが感染源がわからないので，どこへ広がっていくかもわからないことです．私が一番注目しているのは兵庫県で，北海道や愛知も患者数は非常に多いですが，やるべきことはほとんどわかっているので，今いちばん対策が難しいのが兵庫県だということが身に染みてわかりました．

坂本　東京の今後はわかりませんが，軽症な患者が自宅療養に移行する可能性も見込んで，病院で行う対策を参考にしながら，家庭での感染予防がうまくいくような支援を進めていかないといけないと思っています．

新型コロナウイルス感染症を知るための11論文

Reviewer

倉原　優 *Yu Kurahara*（01 − 05）
国立病院機構近畿中央呼吸器センター内科

黒田浩一 *Hirokazu Kuroda*（06 − 11）
神戸市立医療センター中央市民病院感染症科

01　Wu Z, McGoogan JM. JAMA. 2020 Feb 24. doi: 10.1001/jama.2020.2648.

02　Chen Jun, et al. Chin J Infect Dis, 2020, 38(00): E008-E008.

03　Wang Yanrong, et al. Chin J Infect Dis, 2020, 38: Epub ahead of print.

04　Lan L, Xu D, Ye G, et al. JAMA. 2020 Feb 27. doi: 10.1001/jama.2020.2783.

05　Rocklöv J, Sjödin H, Wilder-Smith A, et al. J Travel Med. 2020 Feb 28. doi: 10.1093/jtm/taaa030.

06　Chen H, Guo J, Wang C, et al. Lancet 2020; 395: 809-15.

07　Ong SWX, Tan YK, Chia PY, et al. JAMA. 2020 Mar 4, doi: 10.1001/jama.2020.3227.

08　Liang W, Guan W, Chen R, et al. Lancet Oncol. 2020; 21: 335-7.

09　Shi H, Han X, Jiang N, et al. Lancet Infect Dis. 2020 Feb 24. doi: 10.1016/S1473-3099(20)30086-4.

10　Zou L, Ruan F, Huang M, et al. N Engl J Med. 2020 Feb 19. doi: 10.1056/NEJMc2001737.

11　Yang X, Yu Y, Xu J, et al. Lancet Respir Med. 2020 Feb 24. doi: 10.1016/S2213-2600(20)30079-5.

01

Wu Z, McGoogan JM.
Characteristics of and important lessons from the coronavirus disease 2019 (COVID-19) outbreak in China: summary of a report of 72 314 cases from the Chinese Center for Disease Control and Prevention.
JAMA. 2020 Feb 24. doi：10.1001/jama. 2020.2648.

● 目的

中国の湖北省武漢における COVID-19 のアウトブレイクは，世界中に万単位の感染者を発生させた．2020 年 2 月 11 日時点で中国 CDC が把握している症例データを記述すること．

● 方法

Design 後方視的観察研究.

Setting 中国 CDC.

Patients 2020 年 2 月 11 日までに COVID-19 と診断された全症例を中国感染症情報システム C から抽出した．合計 72,314 例の患者記録のうち，44,672 例（61.8%）が確定例，16,186 例（22.4%）が疑い例，10,567 例（14.6%）（湖北省のみ）が臨床診断例，889 例（1.2%）が無症候例だった．

Extracted Data 患者背景，年齢分布，性差，致死率，ウイルスの広がりの地理的時間的分析，流行曲線，サブグループ解析（重症度別）など．
（重症度定義：軽症は肺炎がないか軽度であるもの，中等症は呼吸困難，呼吸数≧30 回/分，酸素飽和度≦93%，PaO_2/F_1O_2＜300，24〜48 時間以内の肺の浸潤影＞50%のいずれかがあるもの，重症例は呼吸不全，敗血症性ショック，多臓器機能障害/不全のいずれかがあるもの）

Data Analysis 上記データの記述.

● 結果

患者記録全体の 44,672 例（61.8%）が確定例で，そのほとんどが 30〜79 歳（86.6%）だった．このうち，湖北省で診断されたのが 74.7%で，軽症例は 80.9%だった．確定例のうち合計 1,023 例の死亡があり，全体の致死率は 2.3%だった．70〜79 歳の高齢者の致死率は 8.0%，80 歳以上での致死率は 14.8%．軽症もしくは中等症での死亡例はなかったが，重症例での致死率は 49.0%だった．致死率は基礎疾患がある患者で高く，心血管疾患がある患者での致死率は 10.5%，糖尿病がある場合は 7.3%，慢性呼吸器疾患がある場合は 6.3%，高血圧がある場合は 6.0%，悪性腫瘍がある場合は 5.6%と続いた．

なお，1,716 例の医療従事者が感染し，武漢では 1,080 例が感染した．医療従事者の感染例のうち，武漢では 17.7%，湖北省では 10.4%が中等症あるいは重症だった．5 例（0.3%）が死亡した．

2019 年 12 月以降，COVID-19 は湖北省外へ拡大しており，2020 年 2 月 11 日までに 31 省に影響を及ぼしている．流行曲線のピークは 1 月 23 日〜26 日あたりにみられた．

● 結論

中国における COVID-19 の致死率は 2.3%だった．背景に基礎疾患があったり，高齢であったりすると，致死率は上昇する．医療従事者への感染例もあり，無視できない数字である．

● コメント

SARS の頃は，SARS-CoV が同定されるまで 2 ヵ月を要したが，今回は SARS-CoV-2（当時 2019-nCoV）が特定されるまでわずか 1 週間であった．当初，SARS や MERS の再来ではとの懸念があったが，異なっていたのは致死率である．SARS は致死率 9.6%，MERS は 34.4%だったが，アウトブレイクの震源地である中国でも今回 2.3%にとどまった．ちなみに国外に目を向けると，致死率は 1%を切っている状況である．致死率に乖離が生じた原因については，医療リソース不足が挙げられる．本文献の考察にも述べられていたが，PCR 検査が無症状者に行われないことや検査キャパシティ自体に限界があり，多数の無症候性キャリアや軽症者がいるのは間違いない．中国他省と比較して，湖北省では医療資源が不足し患者アウトカムを大きく悪化させた．これは，軽症者が病院に殺到したからと考えられる．COVID-19 の死亡率と人口あたりの症例累積数をプロットすると，有意に正の相関を示し，死亡率が医療負担と相関していることがわかっている[1]．これは，大都市でアウトブレイクが発生したとき，人口あたりの累積患者数が増えるほど医療資源が枯渇することを示しており，早期に広く情報提供して軽症例が殺到する事態を防がなければならないということを示唆している．

また，COVID-19 で想定外だったのはその拡大速度である．地域や国により基本再生産数は異なるが，おそらく季節性インフルエンザ並みである．中国は，公共交通機関の制御も含めた都市の封鎖を敢行しており，ここまで大規模な感染コントロール政策は過去に類をみない．これによって，専門家の分析をおこなうための時間を稼ぐことができた側面もあろう．SARS の対応と比較すると，こういった中国の対応は評価されてもよいと思う．

参考文献

1) Ji Y, Ma Z, Peppelenbosch MP, et al. Potential association between COVID-19 mortality and health-care resource availability. Lancet Glob Health. 2020 Feb 25. doi：10.1016/S2214-109X（20）30068-1.

02

Chen Jun, Ling Yun, Xi Xiuhong, et al.
Efficacies of lopinavir/ritonavir and abidol in the treatment of novel coronavirus pneumonia.
Chin J Infect Dis, 2020, 38(00)：E008-E008. doi：10.3760/cma.j.cn311365-20200210-00050.

● 目的

SARS-CoV-2 による肺炎に対するロピナビル/リトナビルおよびウミフェノビル※1（arbidol/abidol）の効果を評価すること．

● 方法

Design 後方視的コホート研究．

Setting 中国の単一施設（上海公共衛生臨床中心）．

Patients 2020 年 1 月 20 日～2020 年 2 月 6 日までに，SARS-CoV-2 による肺炎に対して治療を受けた 134 例を後ろ向きに登録．全例インターフェロン α-2b 吸入治療と対症療法を受けた．

Exposure 134 例のうち，52 例がロピナビル/リトナビル 5 日間の治療を，34 例がウミフェノビル 5 日間の治療を，残り 48 例は抗ウイルス治療を受けなかった（対照群）．

Outcome 主要評価項目は，入院 7 日目における呼吸器検体の PCR 陰性化率とした．2 日連続で治療を受けなかった患者は，治療を受けていないものとみなされ，解析上は対照群に入れた．

● 結果

SARS-CoV-2 による肺炎患者 134 例の平均年齢は 48 歳で，69 例（51.5％）が男性だった．おおむね重症ではなかったが，対照群に重症例が 1 例，ウミフェノビル群に重症例が 2 例いた．基礎疾患を有していたのは，ロピナビル/リトナビル群 15 例（28.8％），7 例（20.6％），8 例（16.7％）だった（P=0.33）．

体温正常化までの期間中央値は，ウミフェノビルあるいはロピナビル/リトナビルが入院後 6 日，対照群は入院後 4 日だった（有意差なし，P=0.31）．呼吸器検体の PCR 陰性化までの期間中央値は，3 群ともに入院後 7 日だった．PCR 陰性化率は，ロピナビル/リトナビル 71.8％（39 例中 28 例），ウミフェノビル 82.6％（23 例中 19 例），対照群 77.1％（35 例中 27 例）であり，有意差は観察されなかった（P=0.79）．両肺に陰影がみられていたのはそれぞれ，42 例（80.7％），28 例（82.4％），42 例（87.5％）で，入院 7 日目の放射線学的所見の悪化は，3 群同等だった（42.3％ vs 35.3％ vs 52.1％，P=0.30）．

副作用はそれぞれ 17.3％，8.8％，8.3％の患者にみられた（P=0.33）．下痢などの消化器症状が主だった．

● 結論

SARS-CoV-2 による肺炎に対するロピナビル/リトナビルおよびウミフェノビルは，抗ウイルス薬を使用していない対照群と比較して呼吸器検体の同ウイルスの PCR 陰性化率や体温正常化には寄与しなかった．

● コメント

2020 年 2 月末時点では，COVID-19 に対する抗ウイルス薬の臨床試験結果は上記論文以外には報告されていない．MERS に対してインターフェロン吸入※2+リバビリンが 14 日目に生存期間を延長した[1] という報告もあり，中国の COVID-19 治療には上記レジメンが導入されていることが多い．

国内では，初期の症例で重症化しつつある肺炎の所見があった場合に抗 HIV 薬であるロピナビル/リトナビルが用いられた[2]．過去のコロナウイルスも含めて明確な作用機序は定かではないが，in vitro で MERS への有効性が示されている[3]．SARS-CoV-2 に対して臨床試験はまだなく，探索的に治療をおこなっているところが大きい．今回小規模ではあるが，ロピナビル/リトナビルの効果は乏しいと考えられた．アウトカムが入院 7 日目の PCR 陰性化率や体温正常化というぶれの大きいアウトカム設定なので，今後の臨床試験結果を待ちたいところではある．

なお，MERS-CoV においては，レムデシビルのほうがロピナビル/リトナビルより効果的であったとする in vitro の研究結果[4]があり，Vero 細胞 E6 株を用いた検討においても，SARS-CoV-2 に対してはレムデシビルの選択係数が高いことが示されている（レムデシビル >129.87，クロロキン >88.50，ファビピラビル >6.46，リバビリン >3.65 など）[5]．レムデシビルについても，2020 年 2 月末現在，臨床試験が進行中である．また，クロロキンについても臨床試験が進行している．クロロキンは，TNF-α や IL-6 の産生を抑制する作用があるとされている．

※1 海外で販売されているインフルエンザ治療薬．
※2 インターフェロン α-2a，α-2b，β-1b のいずれも有効と考えられている．

参考文献

1) Omrani AS, Saad MM, Baig K, et al. Ribavirin and interferon alfa-2a for severe Middle East respiratory syndrome coronavirus infection：a retrospective cohort study. Lancet Infect Dis. 2014；14：1090-5.

2) 中村啓二，忽那賢志，鈴木哲也，他．当院における新型コロナウイルス（2019-nCoV）感染症患者 3 例の報告（国立国際医療研究センター）（2020.2.5）．（URL：http://www.kansensho.or.jp/uploads/files/topics/2019ncov/2019ncov_casereport_200205.pdf）

3) de Wilde AH, Jochmans D, Posthuma CC, et al. Screening of an FDA-approved compound library identifies

four small-molecule inhibitors of Middle East respiratory syndrome coronavirus replication in cell culture. Antimicrob Agents Chemother. 2014；58：4875-84.

4) Sheahan TP, Sims AC, Leist SR, et al. Comparative therapeutic efficacy of remdesivir and combination lopinavir, ritonavir, and interferon beta against MERS-CoV.

Nat Commun. 2020 10；11：222.

5) Wang M, Cao R, Zhang L, et al. Remdesivir and chloroquine effectively inhibit the recently emerged novel coronavirus (2019-nCoV) in vitro. Cell Res. 2020；30：269-71.

03

Wang Yanrong, et al.
Epidemiological and clinical characteristics analysis of 30 childhood cases with 2019 novel coronavirus infection in Shenzhen.
Chin J Infect Dis, 2020, 38：Epub ahead of print.

● **目的**

深圳における COVID-19 に罹患した小児の疫学・臨床的特徴を解析すること.

● **方法**

Design 後方視的観察研究.

Setting 中国の単一施設（深圳市第三人民医院）.

Patients 2020 年 1 月 16 日〜2 月 9 日に COVID-19 と診断された 30 例の小児のデータを収集.

Extracted Data 患者背景，年齢分布，性差，血液検査，臨床転帰，胸部画像所見，その他のウイルスの共感染，治療.

Data Analysis 上記データの記述.

● **結果**

30 例の小児（14 例が男児，16 例が女児）のうち，10 例が軽症例，13 例が典型例※，1 例が重症例，6 例が無症候性だった．年齢中央値は 7 歳だった（範囲 7 ヵ月〜18 歳）．30 例のうち 20 例（66.7%）が就学児だった．2 週間以内に湖北省に渡航したのは 29 例で，全体の 24 例（80.0%）に親族（親や祖父母）に COVID-19 と診断された人がいた（家族内クラスター）.

臨床症状は，9 例（30.0%）に発熱，7 例（23.3%）に咳嗽がみられた．体温は，おおむね 37.5℃ 以下だった．ほとんどの症例では，肺の聴診に異常はみられず，肺外の合併症もなかった．1 例に下痢と嘔吐があった．重篤例や死亡例はなかった．白血球上昇（>12,000/μL）が 3 例，CRP 上昇が 5 例，LDH 上昇が 5 例にみられた．一部の患者は，RS ウイルス，マイコプラズマ肺炎，ヒトヘルペスウイルス，インフルエンザ B，風疹ウイルスと共感染していた．胸部 CT でよくみられた所見は，両肺または片肺の斑状すりガラス陰影だった.

軽症の COVID-19 にはインターフェロン吸入がおこなわれ，典型例と重症例にはロピナビル/リトナビル錠が投与された．4 例に抗菌薬が投与された．上述した低酸素血症があった 6 歳の小児 1 例に酸素投与が行われた．喘鳴のため 2 日目に入院し，血中酸素飽和度は 90% まで低下した．しかし 3 日後には喘鳴は解除され，酸素療法は終了した．PCR が陰性化するまでの期間の中央値は 8 日だった．全例治癒し自宅へ退院した．入院期間は，中央値 12 日（範囲 5〜16 日）だった.

● **結論**

ほとんどの小児 COVID-19 症例は，学童児で，家族内クラスターがみられた．ほとんどが軽症で予後良好だった．一部の患児は複数の感染を合併していた.

● **コメント**

2020 年 2 月末時点で，小児のまとまった報告は少ない．一言で小児といっても幅広く，新生児から思春期まですべてを今回まとめて報告している点には注意が必要である．この報告では，1 歳未満が 5 例，1〜3 歳が 4 例，3〜6 歳が 8 例，7〜14 歳が 10 例，14 歳超が 3 例だった．ばらつきが大きいが，死亡者がいなかったことから，小児 COVID-19 は予後良好と言ってもよいと考える．もっとも重症化・死亡リスクが高いのはおそらく脆弱な新生児であるが，COVID-19 に感染した 1 歳未満 9 例の JAMA の報告[1]では，発熱があったのは 4 例，軽度の上気道症状があったのは 2 人だった．全例軽症で回復している．小児における COVID-19 で特筆すべきは家族内クラスターの頻度の高さである．30 例を組み入れた本研究では，80.0% に家族内クラスターがみられているが，先ほどの JAMA の報告では患児全例に家族内クラスターが存在している.

最も多くの症例を報告している中国 CDC[2]によると，確定例 44,672 例のうち，0〜9 歳は 416 例，10〜20 歳は 549 例である．このうち，前者の死亡者は 0 例，後者の死亡者は 1 例である．きわめて致死率が低い集団と言える．ダイヤモンド・プリンセス号にも小児が乗船しており，3 例が感染していたが，全員軽症で回復している.

まとめると，小児例は基本的に家族内クラスターとして発生することが多く，軽症が多く，致死率は低いということが言える．小児は成人と違って感染予防が難しい．家族内クラスターにおいて小児がスプレッダーの役割を果たしている可能性はあるが，家族の誰が原因であるかを特定することは難しい.

※中国では，発熱や呼吸器症状があり肺炎が確認された非重症の COVID-19 を普通型（典型例，common type）と定義している[3].

● **参考文献**

1) Wei M, Yuan J, Liu Y, et al. Novel coronavirus infection in hospitalized infants under 1 year of age in China. JAMA. 2020 Feb 14. doi：10.1001/jama.2020.2131.

2) Wu Z, McGoogan JM. Characteristics of and important lessons from the coronavirus disease 2019（COVID-19）outbreak in China：summary of a report of 72 314 cases from the Chinese Center for Disease Control and Prevention. JAMA. 2020 Feb 24. doi：10.1001/jama.2020.2648.

3) Shanghai Clinical Treatment Expert Group for corona virus disease 2019. Comprehensive treatment and management of corona virus disease 2019：expert consensus statement from Shanghai. Chin J Infect Dis, 2020, 38：Epub ahead of print. doi：10.3760/cma.j.issn.1000-6680.2020.0016.

04

Lan L, Xu D, Ye G, et al.
Positive RT-PCR test results in patients recovered from COVID-19.
JAMA. 2020 Feb 27. doi：10.1001/jama.2020.2783.

● **目的**

退院・隔離解除基準を満たした医療従事者 4 人の PCR の経過について記述すること.

● **方法**

Design 症例報告（ケースシリーズ）.

Setting 中国の単一施設（武漢大学中南病院）.

Patients 4 例の医療従事者（入院 1 例, 自宅隔離 3 例）.

Extracted Data 曝露歴, PCR 検査結果などを後ろ向きに収集.

Data Analysis 上記データおよび PCR 検査結果の記述. 退院基準の妥当性についての評価.

● **結果**

2020 年 1 月 1 日から 2020 年 2 月 15 日まで, 医療従事者 4 例（入院 1 例, 自宅隔離 3 例）は, 中国武漢にある武漢大学中南病院で治療され, 職場に復帰してよいかの判断のためにリアルタイム RT-PCR で SARS-CoV-2 を評価された. 退院あるいは隔離中止については, 以下の 5 基準を満たす必要があった.（1）正常体温が 3 日以上続く,（2）呼吸器症状が軽快,（3）胸部 CT での急性の陰影がほぼ改善,（4）少なくとも 1 日あけた 2 回連続の RT-PCR 陰性. RT-PCR 検査は, 咽頭スワブで採取された. この 4 例については, 同じ技師が行い, 同じキットが使われた.

医療従事者 4 例全員は, 業務を通じて SARS-CoV-2 に曝露された. そのうち 2 例は男性だった. 3 例において, 発熱, 咳嗽, またはその両方が発症時にみられた. 1 例は, 初期は無症候性であったが, 感染した患者に曝露したため胸部 CT 検査を受けた. 全患者の RT-PCR 検査結果は陽性で, 胸部 CT 画像ではすりガラス陰影や浸潤影がみられた. 4 例全員にオセルタミビルが投与された. 3 例は全員, 臨床症状と胸部 CT 画像所見が軽減した. 4 例目の患者の CT 画像ではわずかな斑状のすりガラス陰影がみられた. 4 例全員が 2 回連続で RT-PCR 陰性を確認され, 上記基準を満たした. その後, RT-PCR が 5〜13 日後に再検査されたが, 全例で陽転化していた. 全員, さらに次の 4〜5 日間に 3 回の RT-PCR 検査を繰り返したが, やはり全例陽性だった. 別のメーカーのキットを使用して追加の RT-PCR テストを実施したが, これも全患者で陽性だった. 患者は無症状のままで, 胸部 CT 所見は以前の画像からの変化を示さなかった. この間, 濃厚接触歴はなく, 家族は誰も感染していなかった.

● **コメント**

ウイルスは, 基本的に PCR 陰性化をみる必要はないと個人的に考えている. 症状ベースで考えればよく, 感度の低い PCR が陰性だからといって隔離しなくてよいというロジックはずれていると思う. そのため, 2020 年 3 月上旬時点での厚労省の退院基準（PCR 2 回陰性）というのは医学的妥当性が乏しいと考えている. 極端な例でいうと, ノロウイルスは治癒したあと 1 ヵ月くらい便中 PCR が陽性になりえるが, 下痢症状がおさまっておればその感染リスクは極めて低い.

中国安陽市でみられた COVID-19 肺炎患者 5 例を含む家族内クラスターの報告[1]において, 無症候性キャリアの段階で周囲に感染を広げた可能性が指摘されているが, 状況証拠による推理であることと, まれなクラスター事例を報告している可能性があるため, これを一般化するのは誤りである.

今回取り上げられた「無症候性の PCR 再陽転」というのが, 感染リスク上どういう意味を持つのかは現時点ではエビデンスが不足しているが, 症状がない状態であればそこまで隔離を強化する蓋然性はないと考える. しかし, これに対しては慎重な意見もあり, 肛門スワブでの PCR 陰性を確認するなど厳格化すべきという見解も耳にする. いずれにしても, 隔離解除の基準は症状ベースで考えるべきだと思う.

無症候性キャリアでも, その後肺炎を発症しないかどうかは観察すべきである. プレプリントデータなので参考程度ではあるが, 無症候性キャリア 24 例の経過を追った報告がある[2]. 隔離入院中にまったく症状も画像検査の異常もなかったのは 7 例（29.2%）であり, それ以外のキャリアは症状発現や肺炎の同定がなされている. また, 無症候性キャリアから, 家族内クラスターが発生し, 家族が重症肺炎になった例も存在した.

● **参考文献**

1) Bai Y, Yao L, Wei T, et al. Presumed asymptomatic carrier transmission of COVID-19. JAMA. 2020 Feb 21. doi：10.1001/jama.2020.2565.

2) Zhiliang Hu, Ci Song, Chuanjun Xu, et al. Clinical characteristics of 24 asymptomatic infections with COVID-19 screened among close contacts in Nanjing, China. medRxiv preprint. doi：10.1101/2020.02.20.20025619.

05

Rocklöv J, Sjödin H, Wilder-Smith A, et al.
COVID-19 outbreak on the Diamond Princess cruise ship: estimating the epidemic potential and effectiveness of public health countermeasures.
J Travel Med. 2020 Feb 28. doi：10.1093/jtm/taaa030.

● **目的**

SEIR モデルと船内で発生した SARS-CoV-2 感染確定例のデータを用いて，ダイヤモンド・プリンセス号船内における基本再生産数（R_0）を推定し，検疫・隔離対策の有効性を評価すること.

● **方法**

SEIR（感受性者数，曝露者数，感染者数，回復者数）のデータを用いた数理モデルとダイヤモンド・プリンセス号船内で発生した感染確定例のデータを用いて，船内での R_0 を推定し，検疫および隔離対策の有効性を評価するとともに，この介入を行わずに全員を船に留めておくシナリオ，船から早期に退避隔離させるシナリオ，遅れて退避隔離させるシナリオによる SARS-CoV-2 患者数を推定した. 最初の COVID-19 患者が上船した 2020 年 1 月 21 日を開始起点として，周囲の乗客へ感染が広がったものとみなした. 過去の報告から，潜伏期間 5 日間，感染期間 10 日間として計算した. また，乗客と乗員を均一な集団とみなした場合と，乗員 1,000 人と乗客 2,700 人を不均一な集団とみなした場合の 2 通りのモデルを構築した.

● **結果**

全員が均一な集団とみなしたモデルにおいては，当初の R_0 は 14.8 と推定された. 介入によって発症者の下船および検疫が開始されると，R_0 は 1.78 に低下し，それが持続した. もし介入されなかった場合（下船しない・接触制限しない），2020 年 2 月 19 日までに 3,700 人中 2,920 人（79％）が感染したと推定され，報告されている SARS-CoV-2 感染者数の 619 人（17％）を大幅に上回る推定となった. ゆえに，この隔離と検疫により，2,307 人の感染が防げたと考えられる.

乗客と乗員を不均一な集団とみなした層別化モデルにおいては，2020 年 2 月 19 日までの累積感染者数は 632 人で，実際の COVID-19 患者数である 619 人に近かった. ただし，この推定は，乗務員の発症率をやや高めに，乗客の発症率をやや少なめに推定していた可能性がある.

早期に乗員乗客全員を船から降ろし，自国に戻ることを許可し，自宅隔離を指示するという介入をおこなった場合，潜伏期間中の患者が何人拡散するか推定した. 2020 年 2 月 3 日の時点で全員下船させた場合，76 人の潜伏期間中の患者が含まれると推定された. 2020 年 2 月 19 日時点で全員が下船させた場合，246 人と推定された.

● **結論**

ダイヤモンド・プリンセス号船内の環境は，SARS-CoV-2 感染が拡大しやすい状態にあった. 介入により，まったく対策しなかった場合と比べると，2,000 人を超える感染を予防できたと推定される. ただし，全員をアウトブレイク早期に下船させておれば，乗員乗客の感染者数をさらに減少させることができた.

● **コメント**

中国 CDC によると，7 万人以上の COVID-19 患者から推定される SARS-CoV-2 の R_0 は 2.2（95％信頼区間 1.4-3.9）である[1]. 地域や状況によってこの数値は変わるわけだが，ヒトヒト感染が広がりやすい数値である.

ダイヤモンド・プリンセス号は，2020 年 2 月 3 日に COVID-19 患者が 10 人見つかったという報告があり，翌日以降，発症した乗客を日本国内の病院に隔離し，無症状の乗客は検疫するという対策が適用された. 乗客は 14 日間船室に留まるよう指示され，船室から出られるのは 1 日に 1 時間程度と制限された. 検疫中，PCR 検査が陽性になった患者は下船させ，病院に隔離した. この対応でもってしても感染者は増えた. 船内におけるゾーニングの問題がニュースになったが，本検討は，この介入が妥当な戦略だったかを後検証するものであり，決して批判のための論文ではない.

アウトブレイク早期に全員下船させておけば，感染者数が減らせた可能性はあるが，この人数を監視できるハードウェアの問題が立ちはだかるため，そう簡単に結論づけられないことも事実である.

重要なのは，あの時どうすべきだったのかを事後にもう一度検証し直すことである. クルーズ船から全員が下船したらおしまい，というのではなく，今後も常にこうした感染症が国内に起こりうることをシミュレーションしておく必要があるのではないか.

● **参考文献**

1) Li Q, Guan X, Wu P, et al. Early transmission dynamics in Wuhan, China, of novel coronavirus-infected pneumonia. N Engl J Med. 2020 Jan 29. doi：10.1056/NEJMoa2001316.

06

Chen H, Guo J, Wang C, et al.
Clinical characteristics and intrauterine vertical transmission potential of COVID-19 infection in nine pregnant women: a retrospective review of medical records.
Lancet 2020；395：809-15.

● 目的

coronavirus disease 2019（COVID-19）に罹患した妊婦の臨床的特徴と垂直感染の可能性を検討する.

● 方法

Design 後ろ向き観察研究.

Setting 武漢大学中南医院.

Patients 2020年1月20日から2020年1月31日に，COVID-19と確定診断されて入院した妊婦. 咽頭スワブ検体の定量RT-PCR検査を行い，severe acute respiratory syndrome coronavirus 2（SARS-CoV-2）が検出された場合に確定診断とした.

Data collection COVID-19の妊婦の症状，血液検査結果，胸部CT画像所見，治療内容，新生児の出生後の経過. 子宮内垂直感染は，羊水，臍帯血，新生児の咽頭スワブ検体のPCR検査を行って評価した. 母乳のPCR検査も行った.

● 結果

COVID-19と診断された妊婦は9名だった. 年齢は26〜40歳. 全員曝露歴あり. 全員慢性疾患既往なし. 全員が3rd trimester(妊娠36週から39週4日)でCOVID-19を発症. 症状は，発熱7名，咳4名，筋肉痛3名，咽頭痛2名，倦怠感2名. 胎児機能不全（fetal distress）2例，前期破水2例. リンパ球減少5例，トランスアミナーゼ上昇3例. 全員経鼻カニュラによる酸素投与を受けた. 重症肺炎症例と死亡例はなかった. 胸部CT所見は，8名で斑状の多発スリガラス影をみとめた. 9名全員帝王切開を受けた. 新生児仮死なし，Apgarスコアは1分値8-9点，5分値9-10点だった. 低出生体重児2例. 6例から採取した羊水・臍帯血・新生児の咽頭スワブ・母乳のSARS-CoV-2 PCR検査は，すべて陰性だった.

● 結論

妊婦（3rd trimester）のCOVID-19の症状・検査異常は，妊婦以外の成人の場合と同様であった. この研究で垂直感染は認められなかった.

● コメント

妊娠第3期の妊婦のCOVID-19は，妊婦でない成人のCOVID-19と，症状・血液検査異常・胸部CT画像所見は同様であり，インフルエンザと異なり，重症化の高リスク群ではない可能性が考えられる. 非常に小規模な報告（9例）であるが，妊婦のCOVID-19は，胎児機能不全・前期破水・早産などに関連する可能性がある. 他の9例のcase series[1]や症例報告[2]でも，胎児機能不全や早産が多くの症例でみられた.

本研究では，羊水・臍帯血・新生児の咽頭スワブ・母乳のSARS-CoV-2 PCR検査は陰性であった. 胎盤のPCR陰性を示した症例報告もある[2]. これまでに，垂直感染は報告されていないが，それぞれ非常に規模の小さい研究であるため，リスクがないとは断定できない. よって，現段階では，垂直感染のリスクはあるものとして対応したほうが安全である[3]. また，本研究では，帝王切開を施行し，かつ，腟粘膜などの産道のPCR検査は施行していないため，経腟分娩による感染伝播のリスクは評価できていない. さらに，これまでのすべての報告は，妊娠第3期の妊婦を対象としているため，第1-2期における垂直感染リスクは不明である.

不明な点が多い中で，日本産婦人科学会は，以下を推奨している[4].

入院の適応は通常の産科的適応に準じる，分娩室・陣痛室・出産後の回復室は個室とする，全例帝王切開とする必要はない，母体側の適応による帝王切開は積極的に行うべき，新生児は完全人工栄養とする，母児双方ともPCRでウイルスが陰性（検体の種類は指定なし：鼻咽頭スワブでよいと思われる）となるまで，新生児と母体の接触はさける. 母親の感染性がなくなったと判断された時点で，母乳育児が開始可能となる[3,5].

参考文献

1) Zhu H, Wang L, Fang C, et al. Clinical analysis of 10 neonates born to mothers with 2019-nCoV pneumonia. Transl Pediatr 2020；9（1）：51-60.

2) Wang X, Zhou Z, Zhang J, et al. A case of 2019 Novel Coronavirus in a pregnant woman with preterm delivery. Clin Infect Dis. 2020, Feb 28. doi：10.1093/cid/ciaa200.

3) Rasmussen SA, Smulian JC, Lednicky JA, et al. Coronavirus disease 2019（COVID-19）and pregnancy：What obstetricians need to know. Am J Obstet Gynecol. 2020 Feb 24. doi：10.1016/j.ajog.2020.02.017.

4) 日本産婦人科学会：新型コロナウイルス感染症（COVID-19)への対応. 2020年3月5日. http://www.jsog.or.jp/news/pdf/20200305_COVID-19.pdf（Accessed 2020/3/8）

5) Favre G, Pomar L, Qi X, et al. Guidelines for pregnant women with suspected SARS-CoV-2 infection. Lancet Infect Dis. 2020 Mar 3. doi：10.1016/S1473-3099（20)30157-2.

07

Ong SWX, Tan YK, Chia PY, et al.
Air, surface environmental, and personal protective equipment contamination by severe acute respiratory syndrome coronavirus 2 (SARS-CoV-2) from a symptomatic patient.
JAMA. 2020 Mar 4. doi：10.1001/jama. 2020.3227.

● 目的

症状のある Severe acute respiratory syndrome coronavirus 2（SARS-CoV-2）感染者の病室内外の環境表面，診察した医師の個人防護具，病室内外の大気，のウイルスによる汚染状況を調査する.

● 方法

2020 年 1 月 24 日〜2 月 4 日に，シンガポールの National Centre for Infectious Diseases に入院した 3 名の症状のある SARS-CoV-2 感染者を対象とした. 入室中の空気感染隔離室の環境表面 26 ヵ所，診察医の個人防護具（personal protective equipment：PPE）の表面 5 ヵ所から，湿らせた滅菌スワブを使用して検体を採取した. また，病室内，前室内，病室外の廊下の空気も採取した. これらの検体を使用して，real-time reverse transcriptase-polymerase chain reaction（RT-PCR）法による遺伝子検査を施行し，SARS-CoV-2 のウイルス量を評価した. 3 名のうち 1 名の病室では，定期的な病室の清掃前に検体を採取し，2 名の病室では，定期的な清掃後に検体を採取した. 高頻度接触面は 1 日 2 回，床は 1 日 1 回，ジクロロイソシアヌル酸ナトリウムを使用して清掃した.

● 結果

SARS-CoV-2 感染者 3 名全員の鼻咽頭ぬぐい液または喀痰から SARS-CoV-2 が検出された（RT-PCR 法）.

患者 A：発熱・咳・呼吸困難（肺炎あり）を訴えていた発症 4 日目と 10 日目に，定期的な清掃後の病室内外の環境表面から検体を採取した. すべての検体で PCR 陰性だった.

患者 B：発熱・咳・痰（肺炎あり）を訴えていた発症 8 日目と，症状消失後の発症 11 日目に，定期的な清掃後の病室内外の環境表面から検体採取した. すべての検体で PCR 陰性だった.

患者 C：咳（胸部 X 線写真で肺炎像なし）を訴えていた発症 5 日目に，清掃前の病室内外の環境表面から検体採取した. 病室の 13/15 ヵ所（87％）とトイレの 3/5 ヵ所（60％）で PCR 陽性となった. 前室と部屋の外の通路で採取した検体は PCR 陰性だった.

ウイルスが検出された場所：病室内のテーブル，ベッド柵，ロッカー，椅子，照明のスイッチ，聴診器，洗面台（外側・内側），床，窓，ドア，換気扇，シンク上の PPE 置き場，トイレのドアノブ，便器の表面，洗面台の内側.

ガウン・マスクの表面は PCR 陰性だったが，靴の表面は 1 検体で PCR 陽性となった. 大気中の PCR は陰性だった.

● 結論

症候性の SARS-CoV-2 感染者の病室で，ウイルスによる環境汚染が，高頻度接触面を中心に広範囲で認められた.

● コメント

本研究は，症候性 SARS-CoV-2 感染者のウイルスを含んだ飛沫や排泄物によって，病室内環境（特に高頻度接触面）が汚染されていることを明らかにした. ウイルスは，定期的な清掃前に検出され，清掃後には検出されなかったことから，この病院で実施された清掃方法で十分対応できる可能性が高い. 環境表面に付着したウイルスと接触することによって，感染が伝播する可能性が考えられるため，医療従事者への感染予防には，環境清掃と手指衛生などの標準予防策に加えて，接触予防策の厳格な遵守が重要であると考えられる. この報告の limitation は，サンプルサイズが非常に小さいこと，ウイルス培養は行っておらず，viability の評価を行っていないこと（環境表面から検出したウイルスに感染伝播の能力があるか判断できない）が挙げられる. ただし，その他のコロナウイルスは，環境表面（金属，木，ガラスなど）上で，数日以上感染力を保持し続けるとされており[1]，SARS-CoV-2 も同様の能力を持つ可能性が高い.

中国武漢にある江漢大学附属病院での医療従事者への院内感染 30 例をまとめた報告では，マスクの不使用・不適切な使用，気道症状のある患者のマスクの不使用などが，院内感染伝播の原因と考えられた[2]. 感染対策を強化（ガウン・マスク・手袋・ゴーグル着用の徹底，手指衛生の徹底，患者とその家族のマスクの着用）によって，医療従事者の感染は激減した. これは，標準予防策・接触予防策に加えて，飛沫予防策を実施することが，医療従事者への SARS-CoV-2 の感染予防に重要であることを示している.

これらの報告から，標準予防策・接触予防策・飛沫予防策の遵守が，医療従事者への感染予防のために重要であると考えられる.

参考文献

1) Kampf G, Todt D, Pfaender S, et al. Persistence of coronaviruses on inanimate surfaces and their inactivation with biocidal agents. J Hosp Infect. 2020；104：246-51.

2) Liu M, He P, Liu HG, et al. Clinical characteristics of 30 medical workers infected with new coronavirus pneumonia. Zhonghua Jie He He Hu Xi Za Zhi. 2020；43：E016.[Chinese]

08

Liang W, Guan W, Chen R, et al.
Cancer patients in SARS-CoV-2 infection: a nationwide analysis in China.
Lancet Oncol. 2020；21：335-7.

● 目的

がん（cancer）の既往が，SARS-CoV-2 感染症（coronavirus disease 2019：COVID-19）の重症化リスクであるか検討する．

● 方法

Design 後ろ向き観察研究．

Setting 中国全土の 575 病院．

Patients 2020 年 1 月 31 日までに，検査（RT-PCR）によって確定診断され，入院治療が行われた COVID-19 患者．

Extracted data 年齢，性別，がんの既往とその種類，喫煙歴，既往歴，症状，画像検査異常．

Data analysis 重篤な事象（集中治療室入室，人工呼吸器の使用，死亡を合わせた複合エンドポイント）の発生率を，がんの既往のある患者とがんの既往のない患者で比較した．

● 結果

2020 年 1 月 31 日までに 2,007 名が COVID-19 と診断され，入院となった．診療録に十分な既往歴の記載がなかった 417 例は除外された．対象となった 1,590 例中 18 例（1%）にがんの既往があった．肺がん患者が最多で 28% を占めていた．18 名のうち，2 名は治療状況不明，4 名は過去 1 ヵ月以内に化学療法または手術を受けていた．12 名は術後長期フォロー中で再発なく安定している患者であった．

がんの既往のある患者は，がんの既往のない患者と比較して，高齢（63.1 歳 vs 48.7 歳）で，喫煙歴のある患者が多かった（22.2% vs 6.8%）．頻呼吸（47.1% vs 23.5%）と胸部 CT 画像異常（94.4% vs 70.8%）がみられる頻度も高かった．その他の症状や基礎疾患に差はなかった．重篤な事象の発生率は，がんの既往のある患者で有意に高かった（39% vs 8%，P=0.0003）．1 ヵ月以内に治療を受けていたがん患者では 50%，術後長期フォロー中のがん患者では 35.7% だった．年齢，喫煙歴，その他の基礎疾患などの因子を調整したロジスティック回帰分析で，がんの既往は重篤な事象発生の最大のリスクであることが示された（OR：5.4，95% CI：1.80-16.18，P=0.0026）．

● 結論

がんの既往は，COVID-19 の重症化リスクである可能性が高い．

● コメント

がん患者の COVID-19 の臨床経過・重症化リスクについて検討した最初の報告である．がんの既往のある COVID-19 患者は全体の 1% を占めており，中国全体のがん罹患率が約 290/10 万人年であることを考慮すると，がんの既往のある患者は，COVID-19 に罹患しやすいのかもしれない．そのほかの大規模な研究でも，がん患者は，全 COVID-19 患者の 0.5-0.9% を占めている[1,2]．

この研究は，がん患者が重症化しやすい可能性を示している．別の大規模な観察研究でも，がん患者の致命率は，がん以外の疾患も含めた基礎疾患のない患者と比較して，高いことが示されている（5.6% vs 0.9%）[1]．ただし，本研究は limitation が多く，解釈には注意が必要である[3,4]：第 1 に，がんの既往のある患者が 18 名でサンプルサイズが小さい．第 2 に，がんの既往のある患者 18 名中，最近の治療歴のある患者は 4 名のみであり，免疫異常があるとは考えにくい患者が多く含まれ，検討されていない交絡因子が重症化に関与している可能性がある．第 3 に，がん患者群は，非がん患者群と比較して，高齢かつ喫煙歴が高かった（観察研究であり，これらの因子の影響を完全に排除することはできない）．

より大規模な臨床研究による結論がでるまで，がん患者は重症化高リスク群と考えて対応したほうがよい．感染予防策の周知徹底と，がん患者が COVID-19 に罹患した場合，慎重な経過観察と適切な全身管理が重要である．

● 参考文献

1) The novel coronavirus pneumonia emergency response epidemiology team. The epidemiological characteristics of an outbreak of 2019 novel coronavirus diseases (COVID-19)—China, 2020. China CDC Weekly, 2020, 2：113-22.

2) W. Guan, Z. Ni, Yu Hu W, et al. Clinical characteristics of coronavirus disease 2019 in China. N Engl J Med. 2020 Feb 28. doi：10.1056/NEJMoa2002032.

3) Wang H, Zhang L. Risk of COVID-19 for patients with cancer. 2020 Mar 3. doi：10.1016/S1470-2045（20）30149-2.

4) Xia Y, Jin R, Zhao J, et al. Risk of COVID-19 for cancer patients. Lancet Oncol. 2020 Mar 3. doi：10.1016/S1470-2045（20）30150-9.

09

Shi H, Han X, Jiang N, et al.
Radiological findings from 81 patients with COVID-19 pneumonia in Wuhan, China: a descriptive study.
Lancet Infect Dis. 2020 Feb 24. doi：10.1016/S1473-3099（20）30086-4.

● 目的

severe acute respiratory syndrome coronavirus 2 （SARS-CoV-2）による coronavirus disease 2019 （COVID-19）肺炎の胸部 CT 画像所見の推移を明らかにする.

● 方法

Design 後ろ向き観察研究.

Setting 中国武漢市の 2 つの病院（Wuhan Jinyintan hospital と Union Hospital of Tongji Medical College）.

Patients 2019 年 12 月 20 日〜2020 年 1 月 23 日にCOVID-19 肺炎と確定診断されて入院となった患者. 確定診断のため，気道検体の RT-PCR 検査（または next-generation sequencing）と胸部単純 CT が施行された.

Extracted data 患者背景，症状，血液検査所見，胸部CT 画像所見.

Data analysis 最初の胸部 CT が撮影されたタイミングによって，4 グループに分類した. グループ 1：症状出現前に撮影した CT，グループ 2：発症から 1 週間以内に撮影した CT，グループ 3：発症から 1-2 週間に撮影した CT，グループ 4：発症から 2-3 週間に撮影した CT. 画像所見の特徴を，4 グループ間で比較した.

● 結果

COVID-19 肺炎で入院となった患者は 81 名. 男性52%，年齢中央値 49.5 歳. グループ 1：15 名（19%），グループ 2：21 名（26%），グループ 3：30 名（37%），グループ 4：15 名（19%）. 各グループの年齢と性別の分布に差はなかった. すべての肺区域で病変が確認されたが，右下葉病変が多い傾向が認められた.

病変を認める平均肺区域数（肺区域の数は 18）は，全体で 10.5，グループ 1 で 2.8，グループ 2 で 11.1，グループ 3 で 13.0，グループ 4 で 12.1 であり，グループ 1 とグループ 2〜4 で有意な差を認めた. 各グループの典型的な陰影の pattern は，以下の通りであった. グループ 1：片側性（60%），多発性（53%），末梢優位（60%）のスリガラス影主体（93%）. グループ 2：両側性（90%），びまん性（52%）のスリガラス影主体（81%）で，陰影の範囲が拡大した. グループ 3：スリガラス影主体の患者が減少し（57%），主に consolidation がみられる群（consolidation と mixed pattern：40%）の割合が増加した. グループ 4：主に consolidation（53%）または網状影（13%）

がみられる群がさらに増加した.

全期間を通して，ほとんどの症例で，陰影の境界は不明瞭（81.5%）だった. 結節影・囊胞性変化・気管支拡張像・胸水・リンパ節腫大の頻度は低く（約 5〜10%），Tree-in-bud signs（小葉中心性の粒状影・分岐状影）・空洞性病変・腫瘤影・石灰化は 1 例もなかった.

● 結論

COVID-19 肺炎は，無症状の場合でも CT 異常を呈することがあり，多くの場合，陰影は，片側性かつ限局性のスリガラス影である. 発症から 1 週間以内に，両側びまん性にスリガラス影が拡がり，その後 consolidation や網状影を呈するようになる. 臨床経過と血液検査所見を踏まえた上で，発症からの日数を考慮して CT 画像所見を評価することは，COVID-19 肺炎の診断に有用である.

● コメント

本研究によって，典型的な COIVD-19 肺炎の CT 画像所見は，限局性のスリガラス影で始まり，その後それが両側びまん性に拡がり，経過とともに consolidation に変化していくことが示された. この所見・経過は，非特異的であり，その他のウイルス性肺炎でもみられるため，画像所見のみで COVID-19 肺炎の診断は難しく，疫学情報・臨床経過・曝露歴の聴取が重要である.

この研究の limitation は，（1）重症度に関する記載が不足しており（死亡が 3 例だが，それ以外の重症度に関連した情報が不明），各グループの重症度が異なる可能性がある. その影響による画像所見の違いの可能性が残る. （2）同じ患者の CT 画像を経時的にフォローして，その変化を検討した研究ではない，が挙げられる.

ただし，各患者に対して繰り返し胸部 CT を撮影して，その所見の推移を評価した報告（対象：21 名の軽症COVID-19 肺炎）でも，「まずスリガラス影が出現・拡大し，その後 consolidation に変化していく」という経過がみられている[1]. この報告では，陰影の範囲は発症 10 日目にピークに達しており，本研究（発症から 2 週頃）の結果と一致している.

また，COVID-19 肺炎の発症早期（3 日以内）において，胸部 CT の感度は，咽頭スワブ検体の PCR 検査よりも感度が高い可能性を指摘した報告があり[2]，胸部 CT は早期診断のために有用な可能性が高い.

以上から，COVID-19 肺炎に特異的な CT 所見はないが，発症からの日数を考慮して CT 画像所見を評価することは，早期診断に有用であると考えられる. その地域の流行状況と臨床経過（曝露歴を含む）から COVID-19 肺炎の可能性が考慮される場合は，積極的に胸部 CT を

撮影すべきである[3].

参考文献

1) Pan F, Ye T, Sun P, et al. Time course of lung changes on chest CT during recovery from 2019 novel coronavirus (COVID-19) Pneumonia. Radiology. 2020 Feb 13. doi：10.1148/radiol.2020200370.

2) Fang Y, Zhang H, Xie J, et al. Sensitivity of chest CT for COVID-19：comparison to RT-PCR. Radiology. 2020 Feb 19. doi：10.1148/radiol.2020200432.

3) Zhang J, Zhou L, Yang Y, et al. Therapeutic and triage strategies for 2019 novel coronavirus disease in fever clinics. Lancet Respir Med. 2020；8：e11-e2.

10

Zou L, Ruan F, Huang M, et al.
SARS-CoV-2 viral load in upper respiratory specimens of infected patients.
N Engl J Med. 2020 Feb 19. doi：10.1056/NEJMc2001737.

●目的

SARS-CoV-2（severe acute respiratory syndrome coronavirus 2）感染者の上気道気道検体のウイルス量をモニタリングする.

●方法

2020年1月7日～1月26日に広東省珠海市でCOVID-19と診断された18名を対象とした. 鼻腔(中鼻甲介または鼻咽頭) または咽頭スワブ検体（ポリエステルフロックスワブを使用）を各患者から複数回採取し，RT-PCR法を用いて，ウイルス量をモニタリングした.

●結果

COVID-19患者は18名（男性9名，女性9名）. 1名は無症状（濃厚接触者のためPCR検査された）. 14名は武漢滞在歴あり，その他の4名は2次感染症例. 症状のある17名の患者で，症状出現からの日数とウイルス量の関係を検討したところ，症状出現後7日頃までウイルス量は高値を示し，その後徐々に減少，約2週間頃まで検出された［図］. 咽頭より鼻咽頭検体で，ウイルス量が高値であった. 集中治療室での治療を要した重症例（3例）と軽症から中等症（14例）で，ウイルス量に有意な差は認めなかった. また，無症状の患者でも，有症状の患者と同程度のウイルス量を認めた.

●結論

COVID-19患者の上気道検体から検出されるSARS-CoV-2のウイルス量は，発症早期（発症時から7日目頃まで）に高値を示し，その後減少する. 中には，2週間以上ウイルスが検出され続ける症例もある.

●コメント

現在，COVID-19の確定診断は，曝露歴を含んだ病歴と胸部CT画像所見とともに，上気道検体のSARS-CoV-2 PCR検査で行われているため，ウイルスが検出される部位とタイミングを理解することはとても重要である.

本研究では，上気道検体（鼻咽頭または咽頭ぬぐい液）から検出されるSARS-CoV-2のウイルス量は，典型的には，発症から7日程度高値を示し，その後減少していき，2週間程度で消失することが示された. 同様の結果は，喀痰または咽頭ぬぐい液を使用した別の報告（対象患者が80名で，規模が比較的大きい）でも確認されている[1]. また，本研究では，咽頭より鼻咽頭でウイルス量が高値であること，重症例と軽症例でウイルス量の経過が同様であることも示された. 鼻咽頭ぬぐい液を使用したシンガポールの報告[2]で，80%以上の患者でウイルス排泄が7日間以上持続し，中には発症から3週間以上持続する症例もみられたことも踏まえると，上気道検体は，鼻咽頭ぬぐい液を選択すべきと考えられる. 本研究の結果をもって，国立感染症研究所の「検体採取・輸送マニュアル」の推奨する検体採取部位が，咽頭ぬぐい液から鼻咽頭ぬぐい液に変更された[3].

上気道検体以外のPCR検査の有用性も検討されているが，十分な結果はでていない. 唾液は，採取が容易で侵襲度も低いが，規模の小さい研究が1つ報告されただけである[4]. 便のPCR検査は，鼻咽頭または咽頭から検出された症例の約50%でしか陽性にならない[1,2].

本研究では，1例の無症候性感染者からウイルスが検出

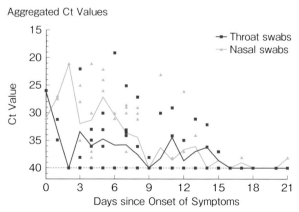

Aggregated Ct Values

[図] **COVID-19患者の上気道検体から検出されるウイルス量**
（上記文献より転載）

された．同様に，ほぼ症状のない SARS-CoV-2 に感染した乳児の報告でも，長期のウイルス排泄が確認されている[5]．これらの報告から，無症候性キャリアによって SARS-CoV-2 が拡散しうることが想定される．感染伝播の可能性を示した事例も報告されている[6]．また，潜伏期間でのウイルス排泄[1]と感染伝播[7]も報告されている．無症状の感染者から SARS-CoV-2 が伝播する（可能性がある）ことは，その感染対策・outbreak 制御が非常に難しいことを示唆する．

　ここでは検討されていないが，PCR 検査の感度が不十分な可能性があることに注意する．最終的に上気道検体の RT-PCR 検査（3 回まで繰り返した）で確定診断がついた 80 例の検討で，1 回目の PCR 検査で診断がついた症例は 51％であった[8]．また，経過中に陰性化しても，その後再度陽性化する症例も報告されている[2,9]．そのため，PCR 検査への過度の信頼は危険であり，症状の経過，曝露歴，CT 画像などを参考に，総合的に診断・方針を決定すること，慎重に感染対策（特に隔離解除の判断）を行うことが重要であると考える．

参考文献

1) Pan Y, Zhang D, Yang P, et al. Viral load of SARS-CoV-2 in clinical samples. Lancet Infect Dis. 2020 Feb 24. doi：10.1016/S1473-3099（20）30113-4.

2) Young BE, Ong SWX, Kalimuddin S, et al. Epidemiologic features and clinical course of patients infected with SARS-CoV-2 in Singapore. JAMA. 2020 Mar 3. doi：10.1001/jama.2020.3204.

3) 国立感染症研究所．2019-nCoV（新型コロナウイルス）感染を疑う患者の検体採取・輸送マニュアル．https://www.niid.go.jp/niid/ja/diseases/ka/corona-virus/2019-ncov/2484-idsc/9325-manual.html（Accessed 2020/3/6）

4) To KK, Tsang OT, Chik-Yan Yip C, et al. Consistent detection of 2019 novel coronavirus in saliva. Clin Infect Dis. 2020 Feb 12. doi：10.1093/cid/ciaa149.

5) Kam KQ, Yung CF, Cui L, et al. A well infant with coronavirus disease 2019 (COVID-19) with high viral load. Clin Infect Dis. 2020 Feb 28. doi：10.1093/cid/ciaa201.

6) Bai Y, Yao L, Wei T, et al. Presumed asymptomatic carrier transmission of COVID-19. JAMA. 2020 Feb 21. doi：10.1001/jama.2020.2565.

7) Huang R, Juan Xia, Chen Y, et al. A family cluster of SARS-CoV-2 infection involving 11 patients in Nanjing, China. Lancet Infect Dis. 2020 Feb 28. doi：10.1016/S1473-3099（20）30147-X.

8) Wu J, Liu J, Zhao X, et al. Clinical characteristics of imported cases of COVID-19 in Jiangsu province：a multicenter descriptive study. Clin Infect Dis. 2020 Feb 29. doi：10.1093/cid/ciaa199.

9) Lan L, Xu D, Ye G, et al. Positive RT-PCR test results in patients recovered from COVID-19. JAMA. 2020 Feb 27. doi：10.1001/jama.2020.2783.

11

Yang X, Yu Y, Xu J, et al.
Clinical course and outcomes of critically ill patients with SARS-CoV-2 pneumonia in Wuhan, China: a single-centered, retrospective, observational study.
Lancet Respir Med. 2020 Feb 24. doi：10.1016/S2213-2600（20）30079-5.

● 目的

ICU 入室を必要とする重篤な SARS-CoV-2（severe acute respiratory syndrome coronavirus 2）肺炎の臨床経過と予後を明らかにする.

● 方法

Design 単一施設後ろ向き観察研究.

Setting 中国武漢市にある Wuhan Jin Yin-tan hospital.

Patients 2019 年 12 月 24 日～2020 年 1 月 26 日に重篤な SARS-CoV-2 肺炎と real-time RT-PCR によって確定診断されて，ICU に入院となった患者. 人工呼吸器の使用，または，FiO_2 が 60％以上の患者に限定.

Data collection 患者背景，症状，バイタルサイン，検査データ，併発した感染症，治療，転帰を収集した.

Outcome 主要評価項目は，28 日死亡. 副次評価項目は，SARS-CoV-2 に関連した ARDS 発生と人工呼吸器が必要となった患者の割合. 生存者と非生存者で，各データを比較した.

● 結果

2020 年 1 月 26 日までに 710 例の SARS-CoV-2 肺炎が診断され，そのうち 52 名（7％）が本研究の対象となった. 年齢中央値 59.7 歳，男性 67％，基礎疾患（糖尿病，慢性心疾患，慢性呼吸器疾患，脳血管疾患など）は 40％で認められた. 症状は，発熱 98％. 咳 77％，呼吸困難 63.5％，倦怠感 35％，嘔吐 4％. 発症から ICU 入室までの期間の中央値 9.5 日. ほとんどの患者が臓器障害を呈しており，ARDS 67％，AKI 29％，心筋傷害 23％，気胸 2％. 院内感染症は 13.5％で起こった. high-flow nasal cannula（HFNC）は 63.5％，人工呼吸器は 71％（非侵襲的 56％，侵襲的 42％），体外式膜型人工肺（extracorporeal membrane oxygenation：ECMO）は 11.5％（使用された 6 名中 5 名死亡），血管収縮薬は 35％で使用された.

主要評価項目の 28 日死亡は，32 名（61.5％）だった. ICU 入室から死亡までの中央値は 7 日. 死亡した患者は，生存者と比較して，以下の特徴をみとめた：高齢（64.6 歳 vs 51.9 歳），慢性疾患の既往が多い（53％ vs 20％），ARDS 発症率が高い（81％ vs 45％），非侵襲的換気療法（noninvasive ventilation：NIV）も含めた人工呼吸器使用率が高い（94％ vs 35％），ICU 入室時の SOFA と APACHE II が高い.

● 結論

ICU に入室が必要な重篤な SARS-CoV-2 肺炎の致命率は非常に高い. 特に，高齢，慢性疾患の既往，ARDS 発症の場合，死亡リスクが高い.

● コメント

最重症の SARS-CoV-2 肺炎の臨床経過と予後を詳細に調査した最初の報告である. 致命率は 61.5％と非常に高く，予後不良の病態である. 本研究の limitation として，規模が小さい（52 例）ことが挙げられるが，同時期に発表された 2020 年 2 月 11 日までに中国で診断された全 SARS-CoV-2 感染症を検討した報告[1]で，最重症（critical case）と判定（人工呼吸器が必要な呼吸不全，ショック，多臓器障害）された症例は，全体の 5％（2,087 例）を占め，致命率は 49％であったことからも，非常に高い致命率であることは確実である.

本研究では，重症呼吸不全に対する呼吸管理に，HFNC と NIV が高頻度で使用されており，気管挿管が 58％の患者で回避されているため，一定のメリットがあると思われる. しかし，その使用には注意が必要である. 気管挿管-人工呼吸器管理の遅れに伴う予後悪化のリスクの他に，エアロゾルを発生させる可能性があり，医療従事者への空気感染のリスクが問題となる[2-4]. そのため，適応を慎重に検討する必要があり，使用する場合は，空気感染隔離室で治療を行う. また，ECMO が 6 例で使用されているが，現段階ではその有用性ははっきりしていない[5]. SARS-CoV-2 肺炎の死に至るメカニズムが shock や多臓器不全である場合，肺胞上皮障害が不可逆的な病態の場合，その効果は限定的となる. 現在，日本集中治療医学会や日本救急医学会などが中心となって「日本 COVID-19 対策 ECMOnet」が立ち上げられ，ECMO を中心とした重症患者管理の助言を行っている. ECMOnet によると，2020 年 3 月 4 日時点で少なくとも 20 例で ECMO が使用されているようである[6]. ECMO の有用性を検討するために，全数登録の前向き観察研究の実施が望まれる.

● 参考文献

1) The Novel Coronavirus Pneumonia Emergency Response Epidemiology Team. The epidemiological characteristics of an outbreak of 2019 novel coronavirus diseases（COVID-19）—China, 2020. China CDC Weekly, 2020, 2（8）：113-22.

2) Cheung JC, Ho LT, Cheng JV, et al. Staff safety during emergency airway management for COVID-19 in Hong Kong. Lancet Respir Med. 2020 Feb 24. doi：10.1016/

S2213-2600（20）30084-9.

3) Clinical management of severe acute respiratory infec-
tion when novel coronavirus（2019-nCoV）infection is
suspected：Interim guidance, 28 January 2020.
https://www.who.int/publications-detail/clinical-man
agement-of-severe-acute-respiratory-infection-when-
novel-coronavirus-(ncov)-infection-is-suspected
（Accessed 2020/3/8）

4) Wax RS, Christian MD. Practical recommendations for
critical care and anesthesiology teams caring for novel
coronavirus（2019-nCoV）patients. Can J Anaesth.
2020 Feb 12. doi：10.1007/s12630-020-01591-x.

5) MacLaren G, Fisher D, Brodie D. Preparing for the most
critically ill patients with COVID-19：The potential role of
extracorporeal membrane oxygenation. JAMA. 2020
Feb 19. doi：10.1001/jama.2020.2342.

6) COVID-19の臨床的特徴～日本COVID-19対策
ECMOnet対応症例のまとめ～. https://www.jsicm.org/
news/upload/COVID19_Clinical_report_20200305_
v3.pdf（Accessed 2020/3/8）

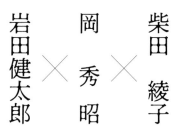

2月25日の新型コロナウイルス感染症対策

この鼎談は，岩田健太郎先生の発案により，臨床医向け総合誌『J-COSMO』の編集委員である岡秀昭先生，柴田綾子先生を交え，感染症非専門医の立場から柴田先生の司会にて 2020 年 2 月 25 日，オンラインにて開催されたものです．

Kentaro Iwata　神戸大学大学院医学研究科
　　　　　　　　微生物感染症学講座感染治療学
Hideaki Oka　埼玉医科大学総合医療センター
　　　　　　　　総合診療内科・感染症科
Ayako Shibata　淀川キリスト教病院産婦人科

2月25日前後の状況

柴田　この座談会では，現在の新型コロナウイルス感染症の対策についてシステム上の問題点・課題を考え，今後に活かすためにどうすればいいかを中心に話し合いたいと思います．

最初の議題は一番重要かと思われる，目下議論されている PCR 検査体制と保険適用について，および受診の基準・非専門指定医療機関での外来対応などについてお 2 人に伺いたいと思います．まず，岩田先生からよろしくお願いいたします．

岩田　保険適用することは功罪どちらもあるので，微妙な決断だったと思います．昨日から今日にかけて（2 月 24 日から 25 日）行われた専門家会議にて，診療方針も少しシフトさせることが決まりました．

患者数の増加により医療（病院・医療従事者・検査など）のキャパシティをいかに保ちつつ，他の通常の診療について継続していくかが最大のポイントです．これは私の意見ですが，患者数が増えても，新型コロナ対策の目標は同じだと思います．つまり，いわゆる R_0（基本再生産数，basic reproduction number）をできるだけ下げて，新規の患者を減らし，できれば感染を封じ込めるということです．これは，中国，武漢ですらいまだに変えていませんし，ここ数日で患者数が増加している韓国，イタリア，イランでも同じです．日本では，ともすると「蔓延期」という言葉が流布して「もう蔓延しているからいいじゃないか，風邪と同じように日常の診療としてみていこう」という論調を耳にすることがありますが，必ずしも正しいとは言えません．世界中のどの国も，今回のウイルスを common disease として封じ込めなくていいという「ギブ

JCOPY　498-92024

アップ宣言」はまだ出していませんので，日本だけ蔓延させるのは得策ではありません．

　もう 1 点は，たしかに患者は増えつつありますが，日本における 1 日の新規感染者数は二桁台です．つまり武漢でもっとも悪化していた時期に比べれば，圧倒的に少ないし，感染拡大地域もかなり限定的で，今ですと北海道・東京・神奈川・愛知だけで，和歌山はほとんど収束しつつあります．そのほかの地域はぽつぽつと発生していますが，Yahoo! のマッピングを見ると実は流行していない地域の方が圧倒的に多いです．私の住む神戸も，病院で疑い例を時々検査していますが兵庫県全体でも 1 例も出ていません．まだ部分的なクラスターが続いている状況で，普通の病気として蔓延させていい段階ではありません．ただし，発見した患者をすべて，PCR 検査で陰性化するまで入院させ続けて治療する完全隔離政策では割に合わないレベルの患者数には達しています．結局，ダイヤモンド・プリンセス号の患者がものすごく多いので，その対応で関東圏の病院はどこもキャパオーバーになっています．ですから，ウイルスを見つけて完全に隔離するという古典的感染症対策は無理です．そうなると，大事なのは入院加療が必要な患者かどうかの判断，また，入院加療の必要がない患者については，新型コロナ感染症であれ他の感染症であれ，自宅安静でさらなる感染を抑える取り組みが大切になってきます．

　要するに，封じ込めという目標は全く変わらないのですが，医療機関に閉じ込めることで封じ込めるというやり方は少なくとも関東・北海道ではもう限界と認識しています．

柴田　わかりました．この点が一般の人にはものすごくわかりにくく，サッカーで言うところの守りのラインがどこになっているのかを教えていただけませんか？

岩田　サッカーの例えで言うと，目標は「勝つこと」です．この病気に勝つこと，つまり封じ込めが不変の目標ですが，前半 5 分なのか後半なのか，何点差で負けているかというようなシチュエーションで戦術を変える必要があります．勝つというミッションは同じでも，0-2 で負けている時と 3-0 で勝っている時ではボールの回し方が変わるように，どのように医療を動

かすかの戦略が変わる，ということです．

PCR 検査の適用について

柴田　ありがとうございます．岡先生はいかがでしょうか．PCR の保険適用の件も含めて現在の状況を教えていただけますか？

岡　まず保険適用に関しては，一部されても良いと思いますが，どこに適用させるかが今後重要になってくると思います．ノロウイルスとインフルエンザが適用になっていますよね．この 2 つを参考として考えると，ノロウイルスは広く適用になっていない一方，インフルエンザは非常に適用が広いです．どちらのように適用範囲の広さを設定するのかが問題です．致死率は別として，治療薬が無い点はノロウイルスと類似していて，実際「ノロの呼吸器疾患版みたいだ」と言っている人もいました．インフルエンザのように広範適用にしてしまうと検査乱発になり，かえってパニックや誤解を招く恐れがあります．ノロウイルス検査は，免疫不全など一部のハイリスク群以外は承認されていないので※，今回のコロナウイルスについても基本的には重症例に適用を絞ることで，保険制度の縛りによる抑制効果で検査の適正使用につなげるのがいいのではないかと思います．適用を適正にスチュワードシップできることを願っています．

柴田　検査の数を絞る意味で，保険適用が望ましいけれどもその範囲については慎重な判断が必要ということですね．ただ現状，明確なガイドラインなどがない中でどんな患者に対して PCR 検査をするかの判断が医師個人の裁量に任されています．「強く疑う」と言った主観的な言葉ではなく，もう少し具体化するべきかと思いますが，岩田先生はいかがでしょうか？

岩田　私の個人的な案としては，まず，「正しい診断」というわれわれ医療者がずっと大事にしてきた古典的ストラテジーそのものを捨てるべきだと思います．「正しい診断」ではなく，「正しい判断」を目指す一種のパラダイムシフト，価値観の変容が必要だと思います．つまり，外来で診療できる入院の必要のない患者が新型コロナの感染症か，古典的ライノウイルスやコロナウイルスの感染症なのか，はたまたインフルエン

※ 3 歳未満の患者・65 歳以上の患者・悪性腫瘍の診断が確定している患者・臓器移植後の患者・抗悪性腫瘍薬，免疫抑制薬，または免疫抑制効果のある薬剤を投与中の患者が平成 24 年より保険適用．

ザなのかを一切気にしないで，とにかく軽症なら
PCRはせずに，家に帰すことにします．入院が必要で
ある患者は，院内感染管理の面でも新型コロナウイル
スの確認が重要なのでPCRをします．ただその場合
も，偽陰性の可能性があるので，PCRが陰性でも隔離
解除・飛沫感染解除にしてはいけません．下手にそう
いうことをしてしまい看護師に感染が広まったりして
はそれこそ大問題なので，病院の感染対策において，
PCR検査の有用性はかなり限定的にとらえないと，
このウイルスには立ち向かえません．病院の，特に人
員リソースをしっかり守るのがやはり大事だと思いま
す．ではPCRは何のために使うのかというと，定点
観測として，どこの地域でどれくらい流行しているの
か，ある程度ざっくり把握するためにはおそらく非常
に役立ちます．つまり，マクロな視点でのPCRの活
用ということです．患者がコロナウイルス陽性でも，
外来で治療できるようならば帰宅させますし，処方で
きる治療薬も特にありません．入院が必要な患者は，
PCR陰性でも隔離解除できないので，意思決定とし
てはPCRをやろうがやるまいが同じです．今は退院
基準にPCR2回陰性という項目が入っています，今後
PCRのキャパがどのくらい増えるかによりますが，
たとえキットが十分に供給されても，検査技師が急に
倍増することはあり得ないので，やはり適正使用がす
ごく大事です．検査陰性でも本当にウイルスがいない
と保証はできないし，検査技師を疲弊させてはいけま
せんので，個人的にはPCRを退院の判断に使うべき
ではないと思っています．これまで我々がコンベン
ショナルにやってきた医療とはかなり違う戦略が必要
で，「正しい診断・正しい治療」というドグマから抜け
て，「適切な判断」をすることだけに絞ってPCRを運
用しないとまずいと思います．

　もう1点，ノロ，インフルエンザと新型コロナの検
査の最大の違いは時間です．リアルタイムPCRは，
いくら速いと言ってもイムノクロマトなどに比べれば
圧倒的に時間がかかります．その間ずっと患者を病院
にとどめる経済効率の悪さと，待合室に患者がごった
返して院内感染を広げる2次的リスク，医療者の疲弊
を考えると，検査結果が出るまで3〜4時間患者を待
たせることは全く理にかなっていません．ですから，
帰せる人はどんどん帰すのが一番正しいと思います．
もちろん，何でも帰していいわけではなく，例えば自
宅に免疫抑制療法中の人がいる場合など，ケースバイ

ケースで対応すべきです．帰宅すべきではない環境に
ある人は，むしろ社会的入院のようなものが必要に
なってくるし，もしかしたら将来的には中国がやって
いるステップダウンユニットのような，軽症者だけを
受け入れる病院をつくるという大技も政治的判断に
よっては可能かと思います．ただ，現段階で言えるこ
ととしては，大きく分けて入院をするかしないかとい
うことでPCR適用の判断をするのが一番理にかなっ
ていると思います．

柴田　ありがとうございます．では，岡先生にお伺い
します．今の岩田先生の話では入院のマネジメントと
いう意味で，判断基準としてPCRを使うということ
でしたが，岡先生としてはPCRが保険適用になった
ときに現場の医師がどういった状況で使うべきだとお
考えですか？

岡　基本的に岩田先生と私の考えは同じですが，議論
を深めるためにあえて反証を出すことにします．話を
少しだけ戻してしまうので申し訳ないのですが，岩田
先生は先ほど，今は抑えこみの時期だからあきらめて
はいけないとおっしゃっていましたよね．たしかに
フェーズとしてはその通りで，受け入れて何とかする
のかどうか今が一番しんどいのだと思います．であれ
ば，疫学調査としてある程度広くPCR検査をして診
断を補足するのもいいのではないかと思います．しか
し蔓延してしまえば，軽症者はやはり自宅待機だと思
うので，その段階に来た際のPCR検査は適用を絞っ
て重症例のみにするのが理にかなっていると思いま
す．岩田先生としては，今の段階でPCRを絞るのは，
目標から考えるとどうなのでしょうか？

岩田　そうですね，ここは難しい点で，塩梅が必要だ
と思います．先ほども言った通り，ケースバイケース
になるので，全部一律にはできません．一番良くな
かったのが，少し前に武漢からの帰国者かどうかだけ
で保健所がPCRをするかしないかの線引きをしてし
まったことで，もう少しクオリアというか，ディテー
ル重視の判断がほしかったですよね．例えば，武漢か
らの観光客がたくさん来る店で3日間連続で働いてい
た人だとか，細かい情報があれば話は違ったと思いま
す．われわれが普段大事にしている丁寧な病歴聴取と
いうコンテクストが完全に抜け落ちて，機械的に渡航
歴○×だけの問診で振り分けて検査をやらない判断を
していた印象があります．それはやっぱり良くなく
て，詳細に病歴を取ると渡航歴がなくても検査した方

が良かった例はたくさんあると思います．あとは，患者の心配度合いにもよります．ここが 4 つ目の医療機関だとかということであれば，いい加減 PCR をしてあげないと，5 つ目に行くだけで，もし感染を広げることになればまったくもって本末転倒です．こうした患者の場合は，早く PCR をしてあげて，納得してもらうほうが良いと思います．これは普段の診療の応用です．検査の必要ないな，と思っても血液検査ぐらいするということがあるじゃないですか．あるいは，頭部 CT を 1 枚撮ることでみんなが安心するのであれば良しとしようか，ということもあります．普段の診療で使うこのようなのりしろというか遊びというかの対応は，今回のようなパンデミックを起こしかねない特殊な感染症に対しても応用してアプライできるので，普段の診療の知恵は大事です．ですので，岡先生のおっしゃることには全く異論はないです．

画像診断をめぐる問題

岡　むしろ，これからある程度蔓延・流行してきたときに，どちらかというと重症例の拾い上げで迅速に判断ができるという意味で画像診断すべきなのかと思っているのですが，そこはいかがですか？　それから，どのタイミングでやるのかもご意見いただきたいです．けっこう今回のウイルスもマイコプラズマ的な acute で，インフルエンザよりはちょっとダラッとした立ち上がりのような印象なので，どのタイミングで画像診断をすべきか，やるとしたら日本では比較的アクセスのいい CT なのか，それとも拾い上げのために最初は False Negative（偽陰性）患者を X 線で追っていくべきなのか，いかがでしょうか？　個人的には画像診断後に PCR なのかな，と思っていますが，岩田先生はどうお考えですか？

岩田　個人的には画像には若干懐疑的です．先日××市で疫学的には全然関係がなさそうな若い方のすりガラス状陰影の肺炎があり，CT 画像を見て若い研修医の先生が「これは新型コロナウイルスにばっちり consistent な所見だ！」と言って慌てて PCR をしました．よくよく話を聞いてみると，当時はまだ有効だった疫学リンク的にもコロナ関連がなく，どちらかというとマイコプラズマではないかとなり，結局 LAMP 法でマイコプラズマ陽性/PCR 陰性で，マクロライド系抗生物質投与で完治したという，典型的な症例を経験し

ました．実際に，日本医学放射線学会や日本放射線専門医会（JCR）が CT での新型コロナウイルス診断は確定とは言えず慎重にすべきと提言を出していました．理由としては，他のウイルス性肺炎と全く区別できない点と，放射線技師を守ってほしいという隠れたメッセージがあるのだと思います．要するに，CT 室に咳がひどい患者がどんどん行ってしまうと，放射線技師がウイルス曝露してしまう危険性が高いです．しかも，放射線技師は PPE の着脱など慣れていません．クルーズ船もそうでしたが，慣れていない人が PPE の着脱をするのが一番危険で，かえって感染リスクを高めます．ですので，画像診断をするとしたら中国のように早期診断目的というよりは，診断が微妙な例だけとか，選択的用途に絞らないと，とりあえず CT をまず撮るという武漢的プロトコルにした場合日本では CT 室での 2 次的感染が増えるでしょうし，そもそも放射線系の団体からブーイングが来るような予感がします．

岡　そうですね，最初はどうあれ，まずは感染予防策をとるべきだと思います．気道感染症でも消化器感染症でも，今一度，すべての咳や下痢はうつるものだという認識を持ってもらうことが重要ではないでしょうか．それを前提にしっかりと防御策をとって検査に回すことかと思います．蔓延期になるとすれば，いきなり CT というのはクリニックでは機能的に不可能です．肺炎であっても自然治癒するのであれば診断確定の必要はないですし，重症例さえ発見できればいいので早期所見を画像診断で無理に拾わなくてもいいと思います．小児の無症候例とか……

岩田　CT を撮ったら影があった，という症例ですね．治療しなくとも治るなら所見や診断はどうでもいいと思いますね．

岡　その通りです．どちらかというと怖いのは，治せるもの・治療すべきものを見落とすことです．塚田訓久先生が「HIV も調べてね」とおっしゃっていましたが，典型的な画像は胸膜直下でスペアはされていませんが PCP（pneumocystis pneumonia，ニューモチス肺炎）でもいいですし，コロナだと思い込んで治療法がないからベンチレーターだけかけて治療もせずにニューモシスチス肺炎を放置してしまうなども怖いですよね．だから基本的な肺炎診療をしっかりした延長にコロナ疑いがあるのかと思います．

岩田　2009 年に新型インフルエンザが神戸市で流

行ったときも，いわゆる発熱外来に，髄膜炎や皮疹が出ている自己免疫疾患など，どうみてもインフルエンザではない患者が列をなしていて危ういケースを散見したので，「こういう場合はこうする」という How to ではなくて，こういう時こそ基本というか，きちんと個々の症例で判断することが重要になってくると思います．ただ，難しくて，こういった混乱の時はみんなシンプルメッセージ，結局どうすればいいのかの指針を欲しがるのですよね．「自分でよく考えて」というと，「そんなこと言われても困る」といって何らかの基準を欲しがります．でも基準を作ってしまうと当てはまるかどうか一律に線引きしてしまうので，取りこぼしや問題が多分生じてしまいます．そのバランスをどうとるかが難しいし，病院であれ医師個人であれ，個々の診療力をいきなり上げるのは無理なので，若干の妥協が必要だと思います．できるだけシンプルな指針を作りつつ，例外を少し枠として残しておくのが苦肉の策ではありますが，問題を起きないようにするためにできることかと思います．CT の使用判断も，「CT を診断に使うべきでない」と言ってしまうと，「CT を絶対に撮るなっていうことですか？」と怒られたりします．「間質性肺炎の増悪疑いなのに CT 撮っちゃダメなの？」とか言われて，「いや，それはぜひ撮ってください」という感じのクレームも来てしまいます．個人的には，あなたも医者なんだからそんなことは自分で考えればわかるだろうと思うのですが，なかなかうまくいかないので悩ましいところです．

今（2月25日）のフェーズを
どう考えるか

柴田　わかりました．ありがとうございます．例えば結核などであれば，先ほど出たような入院時に PCR，陰性が出たら退院といった流れはわかるのですが，今回の場合ちょっとまだよくわからなくて，全数調査もしない，外来で陽性を疑っても軽症なら帰宅させる，けれども完全に封じ込めを狙うというのは可能なのでしょうか？　封じ込めのフェーズなのか蔓延期なのか，認識が結構ぶれているような気がするのですがいかがですか？　封じ込めならば海外のように全数調査しないといけないですし，封じ込めできないなら，入院段階でのチェックが理にかなっていると思いますが，どういった思考フローなのですか？
岩田　シンガポールやタイなどはいま全数封じ込めで

やっていて，シンガポールは 90 名（2/25 時点）で，人口（560 万人）からすると，プロポーションとしてはクルーズ船をのぞけば日本よりも明らかに多いです．日本で一番問題なのはやはりクルーズ船で，あれがすべてをややこしくしています．クルーズ船からの搬送で重症のベッドをすべて埋めてしまったこと，高齢者が多かったせいで亡くなられる方が出てしまったが故に判断が難しくなってしまいました．もしクルーズ船がなければ，今 150 人くらいの患者がいる，自治体ごとに見て 1～2 例というレベルで，人口比率で考えると呼吸器感染症としてはそれほど大した数字ではありません．シンガポールと同レベルの比率なら，日本では 1,400 例ほどですから，クルーズ船をのぞけばシンガポールのほうが圧倒的に患者数は多いわけです．ただ，国というよりも都市に近いイメージなので，徹底的に封じ込めようという方針を取ったのだと思います．日本は感染の中心が東京・神奈川という大都市，意思決定の中枢です．大曲貴夫先生の国立国際医療研究センターなどが大ダメージを受けてしまっている中，どうしても彼らの声が中枢に届きやすく，大変なことが起きているようにとらえがちですが，率直に言うと神戸などでは，検査の問い合わせは来るものの，1 人も患者が出ておらず大した問題にはなっていません．このギャップの大きさが事態を難しくしています．大曲先生が出した，全床埋まっていてコントロール不可能なほど患者であふれているという声明を受けて専門家会議などでも，患者をリリースする判断を下しているのだと思います．他に感染者数が多いのは北海道で，地域差が激しいのでむずかしいのです．先ほどの柴田先生の話で言うと，まだキャパ的に余裕がある地域では，和歌山がわかりやすい例で，特に医療従事者，院内感染はまずいので有田病院は全数トレーシングして徹底的に疫学調査をしました．500 以上検査をして 13 例見つかったのですが，完全に封じ込めています．小規模クラスターフェーズに対しては全数 PCR をするのがかなり有効ですし，やり甲斐もあります．返す返すもダイヤモンド・プリンセス号が日本の問題を難しくしていると私は感じています．まあ，私がより難しくしたという側面も否定できませんが．
柴田　ということは，地域ごとにフェーズがずれているという認識でいいでしょうか？
岩田　地域差は本当に激しいです．中国地方，東北地方は全く出ていませんし，四国もほぼ出ていません．

九州は，熊本で 2 例ほどだけで，関西は和歌山だけが例外でそのほかの京都・大阪・兵庫・三重・奈良では今は出ていません．奈良や京都などは，最初少しだけ感染例が出ましたが，その後出ていません．実は 1 月は関西の方が多く，騒ぎになりました．ということで，かなり地域差がある状況です．柴田先生のところはどうですか？

柴田　私も関西なので全然出ていません．そうすると，地域の疫学情報を基に，自分たちで考えて，封じ込めできるフェーズだと判断したら全数調査や感染者の徹底隔離をしたほうが良く，もし関東のように陽性者がすでに多数出ているのであればもう少し後のフェーズと考えて対応をする方が良いということでしょうか？

岩田　イタリアではそうしています．患者数が多く出ている地域，北部のロンバルディア州・ベネト州内の 11 の自治体では街自体を封鎖して，エリアごとにかなり濃淡をつけた対応です．道路を通行禁止にしたり，学校や会社も全面休止にしたり，一番感染の多い地域ではガチガチに抑え込むための政策をとっています．武漢もそうでしたが，感染の広がり具合に応じた方針にしています．日本の場合は良くも悪くも自治体ごとにそれぞれが方針を決めることができない文化・歴史があり，どうしても厚労省が決めてください，となりがちですよね．保健所に自分たちで方針を決めてくださいと言っても多分困ってしまうと思います．日本全体一律でということになります．本来ならば疫学マップを見て冷静に，この地域は出ていないからそんなにガードを固めなくてもいいとか，こっちはしっかりガードしましょうとか，地域ごとの対策を講じるべきだと思います．しかし，新型インフルエンザの時もそうでしたが，箸の上げ下ろしまで全部中央にお任せで，FAX で送られてくるマニュアルの一字一句その通りに遂行しないといけないという一種の呪いのようなものがあるので厄介です．

柴田　なるほど．今は例えば日本全体で封じ込めができるレベルと考えているとして，感染症の専門家の先生方はどの段階になったら封じ込めではなく，次のフェーズに移ったという判断をするのでしょうか？

岩田　同じ地域から 100 人規模の大台で出てきたら封じ込めは難しいということになってきます．まさに武漢がそうで，今は韓国がどうなるかの瀬戸際という所です．日本は，ちょっとよくわからないのですが検査

を断っているといううわさが流れているらしいですよね．なので見逃されているケースがどれくらいあるのかがわかりませんが，岡先生のおっしゃったような把握のための PCR をもう少しきちんとやれば，どのくらいガードを高めるべきかという判断ができると思います．ただ兵庫県や神戸市での雑感で言うと，疑いに全例 PCR 検査をしても 1 例も出ないのであればウイルスはいないと考えるのが自然ですし，検査してくれないという話がよくテレビのワイドショーなどで出ているそうですが，それが単に大きい声を出している人のエピソードなのか全体的な問題なのかは今のところはよくわかりません．私が思うに一番いいのは，自治体ごとに検査数を公表すべきです．何数検査をして，何人陰性だったかを公表すれば比較的判断がしやすいですし，明らかに検査を渋っているような自治体があれば指摘できると思います．

柴田　なるほど，わかりました．そういった保健所のデータなどは，厚生労働省には提出されていると思うのですが，公表するのが技術的に難しいのでしょうか？

大切なのは
インフォメーションマネジメント

岩田　今回の件ですごく感じているのが，インフォメーションマネジメントがやはりとても大事だということです．情報を集めて，できるだけ迅速に公表する仕組みができていないので，情報をまとめるのに時間がかかり，公表にはさらに時間がかかってしまうのですよね．クルーズ船がまさにそうでしたが，データがないと判断が難しいです．

柴田　例えば簡易キットのような，感度・特異度を少し落としたものを広く使うことを試している国もあると思いますが，どうお考えですか？

岡　まさにノロの迅速キットのような感じになってしまいますよね．コロナ検査を関東の大曲先生のところでやっている印象からすると，疑似例はいますが今のところ全て空振りです．あとは知り合いからの神奈川の情報としては，I 種 II 種ではなく市中の一般病院のうち，市町村の要請に応じている施設で収容しているほど，かなり患者があふれている状況です．ほかの関東近郊で問題なのは，差別や偏見が強く病院自体が拒否して疑いのある患者を受け入れない状況があります．そういった中で検査だけバンバンやって果たして

何が起こるのだろうか？　と考えると，柴田先生がおっしゃったような感度だけでなく特異度も落とした検査，例えば PCR ではなくクロマトグラフィーだと相当数の偽陽性が出てくるのではないかと思います．

岩田　あるいは，喉に付いた風邪のコロナウイルスに反応して偽陽性になったら社会的インパクトがかなり大きいです．HIV 検査の偽陽性がどれだけ患者にインパクトを落としているか，我々はしょっちゅう目にしているので，よっぽど上手に使わないと相当まずい問題になると思います．

岡　事の中心は見ていると，検査の問題ではないのですよ．表沙汰にはなっていませんが一部地域では II 種とか謳っている施設でも，実際に患者を受け入れていない病院があります．そうした時に，例えば当院から人を派遣してほしいと頼まれたりする．つまり何が問題かというと，人がいないのです．I 種 II 種というハコだけできていて，中の人員がいないという問題は全くクローズアップされていません．感染が全国に広がったときに，この問題が生じるのは関東だけではないと思います．専門家が不在なので専門施設・指定医療機関で受け入れができない，一般病院ではもちろん受け入れできない，その時どうなっていくのだろうかと感じています．検査だけを普及させてどうするの，と言いたいです．

岩田　ハコはあるけど人はいないというのは全国的な問題で，エボラの時もそうでした．エボラ患者が来た時に誰が診るのか，1 類指定医療機関ではどこもかなり揉めていたようで，誰も診たがりませんでした．幸い，エボラ患者は来ませんでしたが，もし実際に来院したら誰が主治医になるか大揉めに揉めたのです．今回は残念ながらエボラと違ってすでに患者が出ていて，全国規模になってしまうリスクが十分あるので，診療担当医師を決めなければいけないから厄介ですよね．ところで岡先生，神奈川県に患者が多いというのはダイヤモンド・プリンセス号でしょうか？　相模原からの散発的な広がりではないですよね？

岡　全部クルーズ船からの搬送で，けっこう揉めているのが，軽症・無症状だから指定医療機関ではない病院で受け入れたところ，急変した・搬送されてきたら重症だったというケースで，現場は疲弊し不平不満も募って大変なようです．トリアージの問題も難しいところではありますが，専門医療機関や高度医療機関に軽症者がいて，善意で受け入れた一般病院に重症患者がいるという皮肉な青写真があります．亡くなった事例も病歴・受診歴を聞くと，最初は全て非専門医療機関だったと思います．相模原もそうで，それほど蔓延してないとはいえ一般病院に患者が来てしまう，専門医を必ずしも受診するわけではないといういい例だと思います．

岩田　返す返すもクルーズ船が厄介にしていますよね．

岡　本当にその通りです．岩田先生の例の動画によって明らかになったことが責任問題としてとらえられてしまうと，責任逃れをすることになるだけでよくありません．

岩田　責任問題にしては絶対にいけません．そうなった時点で，「俺は悪くない」といって知らん顔するのでうやむやになってしまいます．

岡　大事なのは事実の公開ですよね．感染には地域差があって，今まだ広がっていない地域では時間の猶予があるわけです．ですので，問題点を問題点として把握して，早く改善してほしいです．専門医を急に作ることはできませんが，関東の状況から学んで，何とか受け入れ態勢を各市町村で見直してほしいと思います．

岩田　ダイヤモンド・プリンセス号は高齢者が多く，非常に患者数も重症例も多く，死亡例まであったということと，そのほかの市中で起きている感染という，同じ病原体による全く違う 2 つのフェーズが同時に起きてしまったことで，日本では多くの人が混乱してしまいました．不幸なことにダイヤモンド・プリンセス号のせいで，疫学チームや官僚といった多くの関係者がすごく疲弊している上に，感染者も出てしまったのでますます戦力ダウンしています．追いつめられると思考能力も落ちてきますし，冷静に判断ができなくなり，クルーズ船の問題と一般的な問題をごちゃごちゃに議論してしまっていて，別の話だということが前提から抜け落ちてしまっているように思います．今後どうなるのか要注目ですが，どんな危機的状況であっても慌てるのは 1 つもいいことがありません．落ち着いて，問題の所在をきちんと分け続けないといけません．クルーズ船に入って痛感したのですが，みんな疲れ切って殺気立っていて，寝不足なので，「こういうのはどうですか」という提案も全て「俺を否定するのか！」という感じになっていました．あの雰囲気そのものが危険だと強く感じました．私がアフリカで CDC としてエボラ対策をしていた時には，みんなもっとリラックスしていました．もちろん危機感を

もって命を懸けていますが，今回の日本のように「話しかけるな！」というのではなく，むしろもっとディスカッションをして，間違いがないようにしようという姿勢が，国際社会における標準的なクライシスマネジメントです．日本だと，みんな，すごくいきり立っていっぱいいっぱいになってしまうのですよね．あそこでどうすればよかったのか，今でもよくわかりません．

ダイヤモンド・プリンセス号について

柴田　ありがとうございます．では，次の議題に移ります．船の中の医療活動について，論点としては岩田先生も指摘していたとおり，レッドゾーンとグリーンゾーンをそもそも船の中で分けられるのかどうかという点を中心に，次に同じようなことが起きた際にどうすればいいのか議論したいと思います．岩田先生としては本部を外に置くのが大事だったということで良いでしょうか？

岩田　大事かはわかりませんが，みんなにわかりやすいメッセージを出すという意味ではそれが一番簡単だったと思います．要するに，船をすべてレッドゾーンにしてしまえば，船内に入るときはPPEを着けて，出るときに脱ぐという2つのメッセージだけで済みますし，曝露リスクの高い船内には必要のあるDMATの人だけが入るという対応が可能だったと思います．些末な問題を比較的簡単に克服するためには，シンプルな方法が一番良く，複雑なやり方で誰もわからないままどんどん疲弊していくだけで，あいまいな理解で何となくやっているのが一番怖いです．今は2月25日の14時30分時点ですが，感染研がエピカーブを出して2月5日以前に感染した可能性を発表したのが21日で，患者数150人ほどのデータとして出しました．その発表を見て，中には「やっぱり日本では2次感染が全然起きていないじゃないか，岩田の言っていたことはでたらめだ」と発言している人もいましたが，それは色々な意味で間違っています．まず1点は，クルーの感染を完全に無視していたことです．クルーは2月13日以降13人感染しています．それはエピカーブでも明らかに2つ目の瘤として出ていて，少なくとも感染研が決めた基準を拠り所とするのであれば2次感染と考えるのが自然です．あれを，2次感染ではなくたまたま潜伏期間が長い患者だったという苦しい言い訳をしてしまうと，それまでの人は全員潜伏期間が短い

隔離後の感染者だという真逆の理論も成り立つことになってしまい，話が終わってしまいます．第1カーブを隔離前の感染だという認識を許容するのであれば，第2カーブは隔離後の感染だとしないと話の筋が通りません．さらにその後DMATが1人，検疫が2人，厚労省4人感染者が出ていて，明らかに2次感染です．それから下船した方では日本も含め24人くらい陽性が出ています．オーストラリア4人，アメリカ5人，香港5人，イスラエル2人，日本1人など，今後さらに増えると思います．彼らはエピカーブにプロットすると第3のカーブに属する人たちで，絶対に2次感染です．レッドゾーン・グリーンゾーンをどこに置くかも大事ですが，そもそも感染症が生じやすいクルーズ船という環境下で検疫をするかしないかということが問題です．検査をしてもしなくても地獄なので判断はすごく難しく，どちらがいいのか私にはわかりません．どちらもそれぞれのリスクがあり，3,000人以上の乗客を全員下船させていたら日本本土での感染リスクがありましたので，許容しがたいという気持ちはわかります．かといって船内にとどめおくと，クローズドな空間なので内部で感染が広がってしまいます．どちらもリスクがあるので，決めるのはかなり難しい問題です．何しろ，クルーズ船内部の感染について前向き試験があるわけでもなく，どうすべきかひな形があるわけでもないです．クルーズ船の感染対策ガイドラインのようなものはもちろんあるのですが，ノロやインフルエンザくらいの軽いもので，今回のようにガチっと抑え込まなくてはいけない感染症ではありません．しかも，600人以上の感染症が出た事例は前代未聞で，明らかに史上最悪のクルーズ船内感染だったので，対応は難しかったと思います．しかし難しかったからこそ，検疫をかけて隔離すると決めた以上は，少なくとも標準的・教科書的なきちんとした感染管理をすべきだったと思います．ベストを尽くしても上手くいかないことはありますが，ベストを尽くさずにぼろぼろと感染者が出るというのは，あえてリスクを冒すと決めた以上絶対に許容はできません．しかも，クルーズ船内には感染すれば重症化する高齢者が数多く，最善を尽くして絶対に感染を防がなくてはいけませんでした．レッドゾーン・グリーンゾーンを分ける方法は例えば，右舷と左舷で分けるように，いくらでもあったと思います．実際に私が船内に入ったときに，残念ながら対話に失敗したせいでうまくいきませ

んでしたが，ここで分ければもう少しうまくゾーニングできそうだと感じたラインがいくつかありました．本部を外に置くかどうかというのは選択肢の一つとしてはあるけれども各論的な問題で，むしろ問題の本質は船内で検疫・隔離をすると決めた以上は少なくとも持てる専門性とリソースを最大限駆使して何としても2次感染を防ぐ施策をとるべきだったのに，やっていることがものすごくお粗末でレッドもグリーンもぐちゃぐちゃの状態のまま，あの動画の翌日には大分状況は改善されたと聞きましたが，2月5日から18日まで放置していたことです．つまり，作戦の立て方というかプリンシプルにおいて，「こういう作戦をするのであれば，何をすべきか」という具体的な案がなく，「とにかく対策を立てる」「PPEを集める」「ゾーニングをする」という，マニュアル的に各論にあたる形を追うだけでつながりを持って1つの作戦として動かせていないのです．専門家を呼んでも，その専門家に意思決定能力がなければ結局無意味です．一番ショックだったのは，レッドなのかグリーンなのかよくわからない通路で，背広にサージカルマスクをつけただけの厚労省や官僚の方の横をPPEを着たDMATがすれ違っていくという光景を目にしたときです．この恐ろしさは伝わりにくいのかもしれませんが，専門家としてはかなり愕然とさせられる状況でした．うまく伝わらないと思いますが，例えば野球の試合中に，水着の人たちが急に水球をグラウンドで始めるようなイメージです．そのあと色々ショックでしたが，あれが一番でした．

柴田　ありがとうございます．今の話を受けて，岡先生はいかがですか？

岡　済んだことと言ってしまうと軽々しいかもしれませんが，次に活かすことを考えてほしいですよね．岩田先生が決死の訴えをしたことが最大の劇薬として働き，日本版CDCのようなものができてくれるといいと思います．根本的には，いたかどうかの議論がありますが，少なくとも最初は専門家がいなかったことが問題です．また，毎日のマスコミの報道でも，専門家と一口に言ってもいろいろな専門家がいて，誰もがクルーズ船における対応でどうすべきかわかっているわけではありません．岩田先生はいろいろご存じですが，一般的な診断・治療するだけの感染症医師やウイルスの専門家が感染対策や疫学について知識が必ずしもあるわけではないですし，適切な専門家を呼んで

いるのかも問題です．専門家を呼んでいるから安心とは言えません．今後に活かすためにはやはり，こうした事態に対応できる専門家チームをきちんと作ってほしいと思います．後から振り返って，こうしておけばよかったとか，色々な感情があるとは思います．実は，岩田先生の動画が出た時に，裏事情を説明してくる方がいらっしゃったので，色々と見方があるとは感じたものの，終わったことを無かったことにしてしまうのでは意味がありません．今後も新興感染症は続いて起こると思うので，きちんと体制をつくってほしいです．中国はSARSの後にCDCのような組織をつくっていたおかげで，今回の対応が素早くできていました．日本でもCDCに準ずる組織が必要だと思います．また，専門家という点について，私自身何回かテレビに出演依頼されましたが，断っています．今後，もし治療の解説などであれば出てもいいとは思いますが，現時点で，今後感染の広がりがどうなるかといった質問をされても，正直よくわかりません．出演している専門家を毎日見ていても，本当にこの人でいいのかと思う情報発信もあります．マスコミも，ちゃんとした人を人選する能力・嗅覚を身につけるか，信頼できる情報に基づいて出演者を選定すべきです．私は断る際に，この人を呼ぶといいのでは，と推薦をしています．一般の人はまだまだかなりテレビを通じて情報を仕入れていますので，質の高い情報を発信していくことが私たちの役目としても重要かと思います．

専門家がそれぞれの役割を果たせていれば……

岩田　岡先生のご指摘はまさにその通りで，専門家というのは誰か1人いればいいわけではなく，感染症だけでもいろいろな役割があります．例えばアフリカのエボラ対策の時の感染症対策のチームの構成は，疫学調査・分析をする人，infection preventionの専門家としてゾーニングや消毒について決定する人が含まれます．疫学の先生は消毒などの知識はないですし，後者は疫学についてご存知の方が多いかもしれませんが，専門ではありません．また，場合によってはマネジメントやロジスティクス担当など，物資や人の調達をする人や教育部門など，全部で5～6部門の専門家からなるチームを作っています．複数の専門性を持つ人もいれば，1つだけの人もいます．少なくとも，チーム全体のファンクションとして，5～6個の分野につい

て意思決定ができることが重要となります．つまり，「いる」のではなく「できる」ことが重要なのです．しかし日本ではどうしても形式的に「いました」ということだけが重要視されていて，どんな機能を持つか，何ができるのかというアウトカムベースで考えていないこと，結果を出しているかは二の次三の次になっていることが問題です．それも「専門家はいますから」と言われてしまうと，国際レベルでの一般的な感染対策との違いを感じてショックでした．逆に言うと，その違いを私がうまく理解できていなかったことが，もちろん他にもたまたま当たった DMAT のコミュニケーションエラーなどもありましたが，今回の失敗の大きな理由だったと思います．

岡　かなり高山義浩先生の反証に近いのですが，岩田先生が入られたのが重要なクルーズシップの搬送の最中だったというのが問題だったのではないでしょうか．私のイメージでは，気管挿管中など重要な局面で入船してしまったのではないかと思います．最初に動画を見た時は，岩田先生の言うとおりだと感じていましたが，よくよく考えてみると 3,000 人の閉鎖空間という，1 つの都市のような規模で，構造もよくわからず，多国籍な乗員がいること，国籍だけではなく検疫法など様々な法律が絡むこともあり，軽々しく意見できないというのも一理あると思いました．それでも，感染症対策として正しい知識をアドバイスすることは必要だと思います．そのアドバイスを現場でどのように落とし込むかを決める人もまた，必要だと思います．また，1 つには正規ルート経由での乗船ではなかったので，上の人達にとって知らない人が現れて，現場の統率状況で対応できない時に，どうしても出ていってくれということになってしまう事情は，後から説明を聞くと納得できる部分がありました．一方で，そもそも先生を専門家として正規ルートで入れなかったことも問題だと思います．本来はいるべき感染症の専門家が手を挙げて対策に入りたいという中で，どうして DMAT だったのかな，という疑問もあります．岩田先生も正規ルートを通じて介入すれば，あのような問題にはならなかったのではないかと思います．乗船に至るまでの横やりというか経緯を私は知らないのですが，それが間違いだったのではないかと思います．現場を管理する上の人を通じて，感染症の専門家としてであれば何の問題もなかったはずです．これが，双方の情報を聞いたうえでの私の意見です．

岩田　見ている人によって恐らくそれぞれの真実があるのでしょうし，この議論をその考察の場にしたくないので，今は置いておきます．後々，ちゃんと話さなくてはいけないとは思いますが，色々な行き違いがあって結果的にうまくいかなかったのですが，船を降りてくれと言われたときに，せめてその理由を説明してほしいとか，こちらの意図も聞いてほしいといっても一切説明できない，誰が下船の指示をしているのかも教えることができない，ただ降りろとだけ言われたのが残念でした．例えば皆さんの病院で，看護師やフィジオセラピストなど，誰かスタッフがミスをしてしまった時に，「出ていけ」というだけで，理由を聞かれても，それは言えない，お前のミスのせいだとだけ言われて，弁明も許されない，誰が決めたのかも教えてもらえないという状況があったら，どう思いますか？

柴田　それはへこみますね．

岩田　もちろんへこむのですが，その対応でいいのかと疑問に思いますよね．今，自分の中では指示を出したのが誰なのか，ある程度見当はついています．副大臣が決めたといううわさもありますが，そもそもお会いしたこともないですし，彼も誰かの伝聞で決めたのではないかと思います．これも実は他の問題にもつながる部分で，科学的なチームを作って何かを意思決定するときに，トラブルがあったとして，ここでは百歩譲って私がトラブルの原因だったとして，トラブルシューティングするにあたって普通は事実関係の確認や双方の意見を聞いて修正できる部分を修正する等が考えられると思います．いきなり出て行けというのは少なくとも医療現場で，私は一度もやったことがありませんし，この先やることもないです．誰かパワフルな人が後ろで手を回して決めるということが諸悪の根源のように思います．ゾーニングなど，科学的に検証すべきことは，検疫法など，オープンな場でそれぞれの専門家の意見を聞き決めるべきことで，誰か権力者が裏で手を回して決めることが習慣化してしまっていることが，正しいか間違っているかの議論以前に大きな問題なのではないかと思います．つまりこれは構造問題ということです．さらに言えば，そもそも私が DMAT として入ることも間違っていたし，一人で入ることも間違っていたし，かといって環境感染学会は，船の中には誰も入れないと決定していて，FETP も撤退していたのでもっとベターな，本来すべき方法

を考えると，やはりどうしても CDC があったらよかったな，という点に帰着します．大学所属の謎な(チンピラな) 医者ではなく，CDC が介入して意思決定をすれば全く問題なかったはずです．いろいろ反省はしていますし，こうすべきだったということを今でも考えていますが，あの時あそこで見たもの・事実をそのまま見なかったことにしてしまうのは最悪の選択肢だったと思います．発表したのが YouTube だったのは良くなかったということは認めますが，それなら，どの媒体ならよかったのかという問題はあります．結局エフェクティブじゃなければ意味がないので，効果的でありつつ衝撃を起こさない方法は何だったのか，今でもわからないですが，何かありますか？

柴田　今回の件については，先生が報告ではなく告発という手段を取られたときに，表現の方法にアンプロフェッショナルな部分があったことにみんな衝撃を受けたのではないかと，私は感じました．ブログでもYouTube でも良かったと思いますが，船の中で実際に任務にあたっている人がいる中で，表現が攻撃的すぎたのではないか，そこだけが残念に思います．

岩田　私もそう思います．

日本版 CDC は実現できるか

柴田　今回，CDC の必要性を痛感しましたが，例えば今回感染症学会も入らず，誰も対応しないという状況だった中で，誰が CDC の母体として機能できるのでしょうか？

岩田　そもそも CDC ができるか私は懐疑的で，また無理なのではないかと思っています．

柴田　国立感染症研究所はなぜ CDC にはなりえないのでしょうか？

岩田　感染研は基本的に研究所なので，今のトップもウイルスの研究者ですし，CDC とは機能が全然違います．もちろん CDC にも研究機能がありますが，例えばアメリカ CDC を例にとると，HP 上にはパブリックリレーションズやリスクコミュニケーション部門が，一般に向けてこういう時こうしましょうという情報を常に発信しています．今の日本では，感染研も厚労省も，HP を見てもそうした情報がわかり辛いですよね．そこは全く違うと思います．2003 年の SARSの時も 2009 年の新型インフルエンザの時も同じ議論が出て，CDC をつくるべきだと専門家が口をそろえ

ていっていたのですが結局できませんでした．今回のコロナも，いつ事態が落ち着くのか，はたまた 09 年のインフルエンザのように common disease として定着し，誰も気にしなくなるのかわかりませんが，インフルの時と同じように「いろいろあの時は大変だったけど，みんな頑張ったよね」と振出しに戻ってしまう可能性の方がむしろ高いのではないかと思います．

柴田　母体になる学会というのはないのでしょうか？

岩田　CDC はもともと学会ではありません．

柴田　ナショナルセンターでしょうか．

岩田　国の組織ということになります．

柴田　ただ，ゼロからつくるというのは基本的にやはり難しいと思いますので，何か母体がやはり必要ではありませんか？

岩田　もっと悲惨なシナリオとしては，厚労省の天下り組織になって，結局は官僚の方が組織する第二厚労省みたいな感じになってしまい，やってることは同じというのもかなりありえる話です．私の現時点での予想は，CDC をつくらない，もしくは名ばかり CDCでつくるけれど機能しないという 2 つです．やや語弊はあるかもしれませんが，あえて言うならば自衛隊のような組織であるべきなんです．

柴田　例えば，DMAT の感染症版をつくるとしたらどこが母体というか専門機関になるのでしょうか？

岩田　でも DMAT の感染症版は CDC とは全く別物です．

柴田　そうなのですね．なら，ICT を派遣できる機関はありますか？

岩田　それはあります．実際，熊本地震の時も派遣されていました．環境感染学会のチームや，私も医師会主導のチームとして入りました．

柴田　なるほど．ということは，CDC がない場合は感染症の危機的事態に対しては DMAT，ICT チームが暫定的には動くべきということになりますか？

岩田　例えば避難所の感染管理や環境整備といった現場的な仕事についてはそうなりますが，統括指揮権は彼らにはなくて，熊本地震の時は熊本県が統括していましたし，他にも指揮権がいろいろありました．

柴田　ICT のようなものも学会ベースでつくったほうが指揮系統はしっかりするのでしょうか？

岩田　学会ベースはダメだと思います．やはり CDCしかないと思います．

柴田　でも CDC は日本でつくるのは難しいというこ

とですよね？

岩田　とはいえ，韓国でも中国でも CDC をつくりましたし，ない国の方が珍しいのです．もちろん本当につくれるのかはわかりません．

岡　柴田先生が先ほど，DMAT の中に CDC 的機能がないのかとお訊きになりましたが，日本だと DMAT は外傷が中心になっていませんか？　しかし，今回のような件でも，災害でも必ず後には感染症は起きてくるので CDC がない以上はもう少し DMAT のチームに参加する人自体に対して，感染症対策について教育する機会を設けたほうが良いのではないかと思います．

柴田　私はやはり，今回の船の 1 件から得た教訓としては，CDC や ICT の派遣チームをつくるというのがアウトカムになるべきで，それを具体化しない限り反省が生かせないのではないかと思います．

わが国のメディアの問題点

柴田　最後の議題はメディアについてお聞きします．岩田先生は海外メディアでも，状況などを説明なさっていて，私は海外と日本のメディアに違いがあるからだと認識していましたが，いかがですか？

岩田　海外メディアといってもいろいろあるので一般化はできませんが，今回たまたまいろいろな媒体の方とディスカッションする機会をいただきました．WSJ, BBC, CNN, NBC, NY Times, The Times, Science など本当に様々な方面の方とお会いして感じたのは，やはり海外のメディアの方はレスポンスが日本とは全く違うということです．今回動画を上げた私のような人のことをホイッスルブローワーというのですが，特にアメリカやイギリスでは割とよくあることで，それは逆に言えば英米でも隠ぺいがすごく多いということでもあります．一番有名なのは映画「インサイダー」で，Brown & Willamson というタバコ会社が都合の悪い健康データを隠ぺいしていたのを内部告発するという実話に基づく作品で，告発した人は会社から嫌がらせを受けたりするのですが，ラッセル・クロウとアル・パチーノが演じていました．かれこれ 20 年ほど前になりますが，実際に告発した人とお会いしたことがあり，その時どれほど苦労したか話してくれ

ました．海外には，そういったものを受け入れる風潮があるのですが，日本だとどうしても私も言われたように，「そういうときは和を乱してはダメだ，絶対に同調しろ」となります．有名な，マイケル・サンデル先生のトロッコ問題※で，A に行くと 5 人，B に行くと 1 人死ぬ，どちらを選びますか？　というもので考えると，日本的な回答は「何も見なかったことにする」となります．つまり，重要な決断を求められる局面では，どうすべきかについて何も言わないことが一番だということです．先日私も教えてもらったのですが，何かを言うことそのものがいけないことなのです．ですから，日本と海外はずいぶん価値観が違うと思います．日本のメディアに呼ばれたのは，単純に世の中で話題になっているから取材するというだけだったと思います．

柴田　先ほど岡先生からもありましたように，テレビなどのメディアで専門家の意見をどう使うのか，日本だとまだまだ質的に問題があると思いますが，先生方からメディアの方に何かメッセージをいただきたいと思います．

岡　まず，今回の岩田先生の「告発」は，告発というと強烈に聞こえてしまいますが，ふつうはできないことで，勇気ある行動だったと思います．私個人の印象としては，やったこと自体や内容は問題なく，表現のやり方だけが問題だったと思います．あそこで明らかになった事実を誰も言わないままだったら，何もわかりませんでした．結局，3 つ目のエピカーブができているので，もし岩田先生が言っていなかったら今のこの段階で，「あの時の対応が間違っていたのでは」と問題になったと思います．要するに，スキャンダルのようになってしまったのは，船内にいる人，特に岩田先生をご存じない方に対して刺激が強すぎたのではないかということです．一定の功績はありますし，言葉にもう少し衣を着せればよかったのではないかと思います．動画を出したという行為については，本当に勇気ある，自分にはできないことで尊敬しています．

　メディアの質の問題については，専門家をちゃんと選んでほしいです．玉石混交というか，別にクリニックの先生だから悪いとは言いませんが，本当に感染症専門ではなかったりウイルス学者だったりするのは適切なのか疑問です．昨日は，学校で 1 人でも出たら全

※「人を助けず，立ち去れ」が正解になる日本社会．https://president.jp/articles/-/30327（Accessed 2020/3/11）

員検査すべきと言っている先生がテレビに出ていましたが，先生自身が検査の開発をしている研究者ということで，COI なのではないかと思いました．質の高い専門家を選出できるメディアの嗅覚を鍛えるか，ちゃんとリサーチをして信頼できる人というお墨付きをもらってから出演依頼してほしいです．私が依頼されて思うのは，断ったときに次に誰に頼むのか，引き受けた人ならだれでもいいのかな，ということです．人選が一番の問題だと思います．

柴田　ありがとうございます．岩田先生はいかがですか？

岩田　私は普段テレビを見ないので詳しくはわかりませんが，確かに Facebook を見ていてもテレビのコメントがひどいという話はよく目にします．自分が取材を受けた印象で言うと，まず1つは，テレビ・新聞・雑誌いずれにしても，科学部がない，あるいはあっても弱いというのが問題かと思います．自分たちでまず検証して，何が問題か事態の本質を咀嚼したうえで専門家に質問するのではなく，話題になっているからそれっぽい人にとりあえずコメントをもらっておく，何でもいいからコメントくださいといった感じです．毎朝 BBC World をジョギングしながら聴いていますが，BBC でなにか科学論文をニュースとして取り上げるときはその著者に記者が電話インタビューをしています．「こう書いてあるけどご説明ください」と言って，研究者が「これは素晴らしい発見で治療に役立つ気がする」と答えると，「しかしまだマウスの段階で，本当に実現できるのか，人間に対する効果について言い切っていいのか？」とかなり鋭い指摘をするのですよ．著者はもちろん自分の成果を主張したいのでアピールしますが，聞き手のインタビュアーもかなり厳しく踏み込んだ質問を返すので，丁々発止の深い内容で聴いていて面白いです．一方，日本のテレビだと，私のわずかな経験に基づく印象としてはコメンテーターの発言に対してタレントの人が何か言って，ワッと盛り上がって終わり，というだけで裏を取ったり議論にはなりません．先ほどの岡先生の話していた人に対しても，「それはあなたがキットの開発をしているからそうおっしゃるのでは？」とひと言インタビュアーが聞けば，全然違う展開になると思います．科学部がないというのはやはり大きいと思います．

求められるのは真実に対する敬意

岩田　もう1つは，真実に対する敬意の問題です．メディアだけでなく，われわれ医療分野においてもそうですが，こうした危機に面して一番大事なのは事実なので，まずは事実から逃げないことです．Fact に敬意を払うべきです．自分の想いとか希望，欲望ありきで都合のいい Fact を添わせるやり方がすごく多いです．今メディアは「コロナだコロナだ」とセンセーショナルに騒いで注目を集めて，部数や視聴率を稼ごうという底意が見え見えで，例えば四国や中国では全然出ていない，という話の持って行き方をすることはありません．本当にひどい事態になっているという面ばかりを強調しています．私の YouTube 動画もそういった流れに悪用されてしまった部分はあると思います．センセーショナリズムは多かれ少なかれどこの国でもあるので日本だけの問題ではありませんが，やはり事実は大事で，事実から逃げずにちゃんと報道や理論，分析したりする態度が必要だと思います．面白ければ事実はそこそこでいいんじゃない，という現在の姿勢ではやはりいけないと思います．ただ，これは昔から言っていることなので，今回に限っての問題ではありません．ちょっと今ネガティブになっていることもあって，少し悲観的かもしれませんが，今回もどうせ何も変わらないのではないかなと思っています．

柴田　わかりました．

　今日の座談会のまとめとして，現状は，日本は一部地域では感染者は多いものの，地域ごとに見れば封じ込めは可能で，PCR の適応をわれわれがしっかり判断して収束にもっていく．今後の方針として基本的には，CDC や危機的状況に介入する感染症チームをつくることが今回得られた課題ということでよろしいでしょうか？

岩田　両方とも臨床医学の根幹にかかわる問題で，昔から私たちが主張してきたことです．例えば CPR やインフルエンザの迅速キットなど，検査の間違った使用をしないようにさんざん言い続けてきたことの別バージョン・延長にすぎません．結局は EBM や infection control など根底部分の理解がないと，表面的な部分をひっかくだけでは何も変わらないと思います．

柴田　ただ，不幸中の幸いというべきか，今みんなの

関心は高まっているので，うまくやれば新たな動きの
きっかけになるのではないかと思います．

岡　ピンチはチャンスで，こんなに関心を持つ機会も
なかなかないです．大曲先生が有識者会議で決めた検
査の適応なども今日発表になりますが，この 3 週間が

最後の正念場だということなので，頑張るしかないか
と思います．

岩田　多少はポジティブに変えていただくことを期待
します．

新型コロナウイルス感染症の入院患者対応

岩田健太郎 *Kentaro Iwata*

神戸大学大学院医学研究科 微生物感染症学講座感染治療学

新型コロナウイルス感染症診療でいちばん大事なことは,
「医療機関のスタッフが感染しない」ことです.
今回の増刊号の最後に,その鉄則をお伝えします.

JCOPY 498-92024

　各地で新型コロナウイルス感染症の入院患者が増えてきて，いろいろな問い合わせを受けています．よくある質問についてここで私見を述べます．

　まず，いちばん大事なことから．新型コロナ診療でいちばん大事なのは，「医療機関のスタッフが感染しない」ことです．ここは鉄則です．もちろん，病気にならないという倫理的，社会正義的な意味もありますが，それ以上にスタッフに感染者が出ると，周辺の「濃厚接触者」は全員健康監視対象者となり，マンパワーが激減するのです．つまり，戦略的に医療者の感染は巨大なダメージなのです．だから，院内感染対策は万全を期し，院内での感染の広がりは「戦略的に」許容してはいけません．クルーズ船の失敗を繰り返してはいけないのです．大事なのは頑張ることではありません．結果を出すことです．我々はプロなのですから．

「 ゾーニングについて 」

　患者が一人であれば個室管理で「いわゆる」ゾーニングは不要です．が，患者が増えて「個室」が枯渇するようになると院内ゾーニングが必要になります．

　ゾーニングは感染管理のプロでも実は案外やったことがない，という方も多いのではないでしょうか．先に述べたように，結核にしても麻疹にしても病院では陰圧個室管理でやるので，「ゾーン」を作る必要がないからです．

　むしろ，病院の外での感染対策の知識と経験が必要になります．途上国医療やエボラなどの新興再興感染症対策，災害後の避難所の感染対策，リハビリ病院や透析施設，保育園，療養施設，在宅などの様々な感染対策のセッティングで感染対策をしていると，ゾーニングのなんたるかは体得できるでしょう．

　ゾーニングに必要なのはリソースではありません．大事なのは概念理解です．そしてゾーニングができないセッティングはありません．テントでも，野外でも，クルーズ船でも，ゾーニングはちゃんとできます．できないのは，概念理解をせずに形式だけでゾーンを作ろうとしたときです．

　簡単に言えば，ゾーニングは

レッドゾーンは PPE を着けるべき場所
グリーンゾーンは PPE を着けてはいけない場所

です．これだけです．そして両者の間に境界線を引きます．両者以外の「グレーゾーン」は PPE を脱ぐ場所「だけ」です．

　例えば，無症状，軽症患者がどんどん集まってくると，個室管理が難しくなります．その場合，病棟の一角すべてを「レッドゾーン」に指定できます．グリーンのナースステーションとの境界は廊下の角に斜めに線を引いてもいいでしょう．その向こうに行くときは必ず PPE を着ける．手前では絶対に PPE は着ない．患者搬送時の一時的な問題は生じる可能性はありますが，飛沫感染のコロナではそれも工夫すれば大した問題にはなりません．

「医療とPPEについて（一般病棟）」

　現在は危機時で，日常診療の「常識」はまず捨てる必要があります．

　そもそも，新型コロナの入院患者のほとんどは，軽症患者で，よって本来は「外来」患者であり，入院は必要ありません．つまり，入院モードで診療・看護を行う必然性がないということです．

　よって，通常ならば行う定期的なバイタルチェックや回診はすべて廃してもかまいません．検温は患者自身にお願いし，熱が高い，息が苦しいなどあればナースコールか携帯で呼んでもらいます．ホテルのように，「呼ばれたときだけ対応する」でいいのです．患者は外来モードの患者なのだから．

　PPEの着脱云々以前に「PPEを着けなくても良い」，つまりレッドゾーンに入らないのが一番堅牢な感染対策です．医療者に感染者を絶対に出さない，が大事なので．健康監視者で定期的に血圧を測る必要がある人はほぼ皆無でしょう．数週間，血圧コントロールが完璧でなくても構わないし，そもそも多くの外来患者は完璧ではないでしょう．採血も不要，画像も不要です．本来なら退院時のPCRだってやらないほうがよいのですが……医療者の感染リスクを軽く考えすぎですよね，国は．

　PPEをどうしても着けなければいけない場合は，レッドゾーンに入る回数を減らし，入った一回で必要な仕事を全部やってしまいましょう．「通常モード」ですと，PPEは着脱を繰り返します．耐性菌対策などで．

しかし，現在は非常時で，そもそもガウンなどが枯渇してきています．そして，PPEのリスクは実は脱ぐときにあるのです．PPEについているウイルスを触ってしまうからです．だから，PPEを脱ぐ回数が増えると感染リスクが増すのです．

　レッドの中の患者はすべてコロナ感染者なので，Aという患者を見てから同じPPEでBという患者を見ても構いません．PPEの着脱回数を最小限にするのが大事なので．そうしてレッドでやるべきことをすべてやり，グリーンに戻るときにPPEを脱ぎます．このプロセスは最小限にすべきです．電話でできる対応はすべて電話でやりましょう．「現場に行く必要」はありません．

　聴診器を使うのは止めましょう．聴診器を使わなくても，胸の動きや呼吸数，SpO_2でだいたいのことはわかります．すべてのPPEには弱点があり，弱点を理解するのが大事です．多くのコロナ用PPEの弱点は首とか耳周りです．ここを汚染する最大のリスクは聴診器です．ここでも「日常診療の常識」を捨てるのが大事です．ちなみに，エボラ患者を診察するときは絶対に聴診器は使いませんでした．死亡率５０％の超重症患者でもそういうことはできるのです．

　レッドゾーンを広くすれば，その中を自由に患者に動いてもらっていいのです．トイレに行って，シャワーを浴びて，ストレスができるだけ少なくなるよう配慮してさしあげましょう．「入院」というよりは「健康監視」なのですから．

「ICU 患者」

　前頁と同じ理由で聴診器を使うのはやめましょう．挿管時もカプノメーターや画像でチェックできますから．お腹の音が聞こえないとか，色々あるとは思いますが，ICU 患者は聴診器なしでもそれなりに管理できますし，特に「呼吸不全」が前面にでる特殊なコロナ感染者ではそうでしょう．繰り返しますが，PPE の弱点理解は大事で，それは首と耳周りです．

　患者が増えたらゾーニングをどうするかよく考えます．個室でなくても「すべてコロナ」という体制にすればゾーニングで対応できます．が，エアロゾルが発生しやすい ICU ではゾーニングだけでは不十分です．よって，一般病棟と異なり，オープンな向かいのナースステーションをグリーンにするのは困難かもしれません．そういう場合は別室のカンファルームとかをナースステーション化するなど「非日常」体制にする必要も生じます．

　上と同じ理由で異なる複数の患者をケアするときに PPE の着脱は不要です．いや，しないほうがベターです．コロナ感染者の多くは呼吸不全こそ著明ですが，他の ICU 患者と異なり，繰り返すデブリや血圧管理などは不要患者が多いです．看護の省力化，治療の省力化は大事で，普段の ICU 患者に比べればベッドサイドに行かなくてよい場合も増えるでしょう．○対○看護体制などもそういう視点で見直し，マンパワーの効率化も図りましょう．

「サステイナビリティ（医療の維持）」

　この問題は長期化します，おそらく．よって，短距離ダッシュではなく，長距離走で走り抜く姿勢が大事です．

　マンパワーの維持は難しいです．特に今は「風邪を引いたら絶対に休む」ことが医療者に求められているからです．子供も学校に行けなかったりするし．よって，少ない人数でも維持できる医療ケア体制が必要です．マンパワーの充足も全国的問題であるコロナでは困難で，足し算ではなく引き算の発想が必要です．

　普段の医療で省略できることはすべて省略しましょう．今あるべきは「体制の維持」であり，完全な医療の提供ではないのですから．完全にやって，途中で倒れてしまう，が最悪のシナリオです．７０点，６０点程度で良いので，ずっと続けられることをやりましょう．

　疲れると判断ミスが起きます．ミスをすると，そのリカバリーのために膨大な業務が増えます．負の連鎖です．これを回避するため，睡眠，栄養，休養，運動はしっかりと．

　カンファレンス，勉強会，会議（特に「連絡」会議）は感染リスクなのでできるだけなくしましょう．なくしても実は困らない会議のなんと多いことか．ここが最大の時間の作り場所です．会議をするときは窓を開けて，椅子と椅子の間をあけて，できるだけ短時間でやりましょう．議論がグダグダになりそうなときは議長が上手に棚上げして，もう一度頭を冷やしてメールか何かで議論継続しましょう．

［ブログ「楽園はこちら側」（3月18日）より］

2020 年夏に東京オリンピックを開催すべきでない（そして延期決定が正しい）理由

岩田健太郎 *Kentaro Iwata*

神戸大学大学院医学研究科 微生物感染症学講座感染治療学

これまでオリンピックについては特にコメントしてきませんでしたが，観客ありで予定通り開催，が目指されているらしいので，個人的な見解を申し上げます．

2020 年に東京オリンピックの開催は止めておいたほうがよいです．以下に根拠を述べます．

オリンピックを開催するべきか，否かは「どういう状況下であれば開催できるか」という条件を設定しなければなりません．賛成派であっても「ここのラインを超えたら開催できない」，反対派であっても「この閾値を下回れば開催してもよし」という基準を持つ必要があります．何が何でも開催賛成（あるいは反対）は，判断を放棄しており，単にイデオロギー的主張を述べているだけです．リスク管理的には，特にこのような地球規模での危機時には，そういう空想的な主張は述べるべきではありません．

では，何が是非を決める基準かというと，

1. 日本でマスギャザリング（オリンピック）を行える程度の COVID-19 抑制ができている．

2. 世界中のアスリートや観客が日本にコロナウイルスを持ち込まない．流行を起こさない．

という 2 つの条件を満たす必要があります．

1 が可能かどうか．3 月 19 日の本稿執筆時点では，正直微妙なところです．私の住む兵庫県や隣の大阪府では患者がどんどん増えていて，蔓延してしまう懸念が大きいです（https://www.fttsus.jp/covinfo/pref-simulation/）．

しかし，武漢や韓国でも巨大なアウトブレイクを数ヵ月内に（ほぼ）抑え込んだので，やってやれないことはないかもしれません．日本全国のすべての都道府県でアウトブレイクを 7 月までに抑え込むのは相当の難事だと感じますが，不可能なミッションと決めつけるのは早すぎるのかもしれません．

問題は 2 です．

オリンピックでやってくる海外の方々をどうお招きするのか．おそらく，その時点で流行が世界中で収まっている，というのはかなり非現実的な仮説でしょう．

米国で，欧州で，アジアで，アフリカで，南米で，オセアニアで，流行が進行したり，継続したりして，渡航禁止の国々は渡航禁止のままであり，渡航可能な地域も渡航禁止になってしまうかもしれません．彼らは東京に来られるのでしょうか．来たとしたら，2 週間の健康監視を義務づけるのでしょうか．準備・練習の必要な選手たちにホテルの個室での監禁を強いるのでしょうか．選手たちの多くは若くて健康なので彼らの生命が脅かされる可能性は低いですが，彼らのアクティビティが周りへの感染を促す可能性は高いです．スタッフや観客が感染したとき，それでなくてもいっぱいいっぱいの東京の医療機関は受け入れることができるのでしょうか．今度は病気だけでなく，言葉や習慣の違いとも対峙しなくてはなりません．3 月の時点で疲労困憊の医療セクターが，それに果たして耐えられるでしょうか．

私は耐えられないと思います．

このようにオリンピックは単なるマスギャザリングではなく，世界中からのマスギャザリングであり，COVID-19 がパンデミックで世界中にリスクが分散している病気なのです．両者の折り合い・相性は極めて悪く，極めて同居困難です．ヨーロッパ局在の EURO2020 も来年以降に延期になりました．さらに広範囲のオリンピックはもっと延期すべきイベントです．加えて，サッカーよりも狭い閉じた空間で行うレスリングやバスケットボールやフェンシングなどは，COVID-19 と極めて相性が悪いです．

上記の理由で，2020 年東京オリンピック開催は不可能だと私は考えるのです．もし，「そんなことはない」と主張される方は，上記の懸念をすべて払拭できる対案を示す必要があります．対案無しで無理やりオリンピックを強行してしまえば，そこに相当数の COVID-19 による被害が発生するでしょう．

もっとも，どんなに被害が発生しても「適切に対応していた」「しっかりやっていた」「最善を尽くした」という「いつもの論法」で押し通せば，それでよい，という発想があるのかもしれませんが．

［ブログ「楽園はこちら側」（3 月 19 日）より］

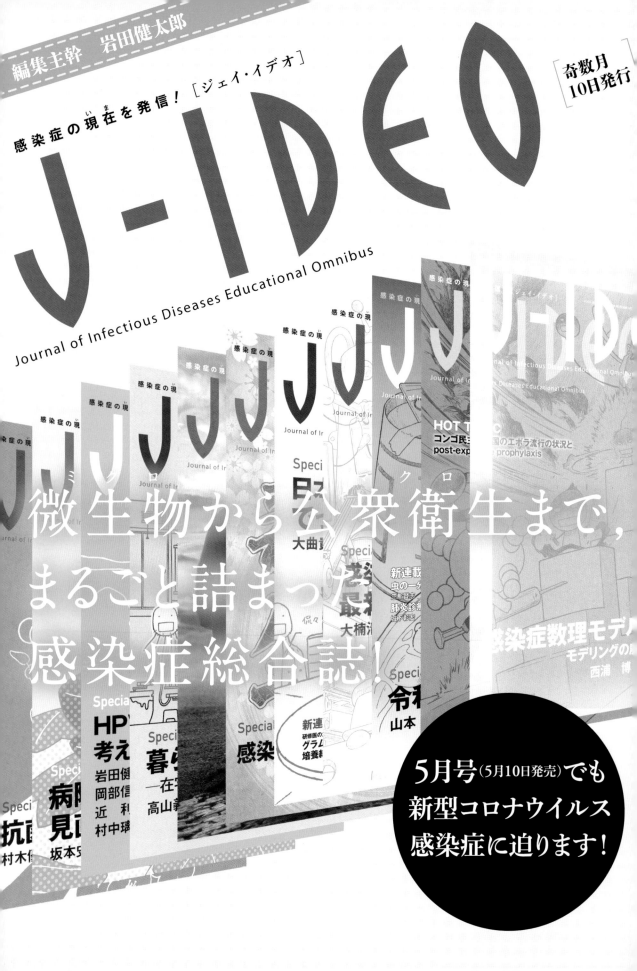

J-IDEO

Journal of Infectious Diseases Educational Omnibus

BACK NUMBER

お近くの書店または小社にてお求めください.

● 奇数月 10 日発行 (隔月刊) / B5判 / 定価 (本体2,500円+税)

WEB http://www.chugaiigaku.jp/

電話 03-3268-2701 FAX 03-3268-2722

中外医学社　J-IDEO　で検索

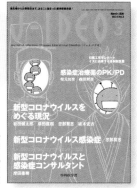

2020年 Vol.4 No.2

感染症治療薬のPK/PD
松元加奈　森田邦彦

新型コロナウイルスをめぐる現況
岩田健太郎　岸田直樹
忽那賢志　坂本史衣

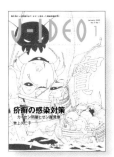

2020年 Vol.4 No.1

疥癬の感染対策
―カイセン問屋ヒゼン屋見参―
牧上久仁子

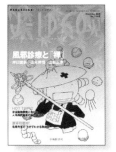

2019年 Vol.3 No.6

風邪診療と「禅」
岸田直樹, 山本舜悟,
上松正宗

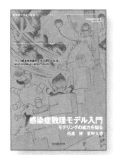

2019年 Vol.3 No.5

感染症数理モデル入門
モデリングの威力を知る
西浦　博, 茅野大志

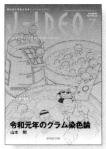

2019年 Vol.3 No.4

令和元年の
グラム染色論
山本　剛

2019年 Vol.3 No.3

感染症検査機器の
最新潮流
大楠清文

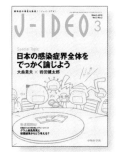

2019年 Vol.3 No.2

日本の感染症界全体を
でっかく論じよう
大曲貴夫×岩田健太郎

2019年 Vol.3 No.1	感染症医のための傾向スコア分析	山本舜悟, 白石　淳
2018年 Vol.2 No.6	世界に出よう, フィールドに出よう 海外で感染症診療を行うということ	足立拓也, 岩田健太郎
2018年 Vol.2 No.5	暮らしのなかの感染症診療 在宅で治療すべきか	高山義浩
2018年 Vol.2 No.4	HPV ワクチンを考える	岩田健太郎, 岡部信彦, 近　利雄, 村中璃子
2018年 Vol.2 No.3	病院の薬剤耐性菌対策を見直そう	坂本史衣
2018年 Vol.2 No.2	抗菌薬の使用動向調査	村木優一
2018年 Vol.2 No.1	青木　眞×岩田健太郎　特別対談	
2017年 Vol.1 No.5	薬剤耐性菌からみえる世界	具　芳明
2017年 Vol.1 No.4	呼吸器科の最後の砦で出合う感染症たち	倉原　優
2017年 Vol.1 No.3	β - ラクタマーゼ	原田壮平
2017年 Vol.1 No.2	ケアバンドル 医療関連感染症を減らす	本田　仁
2017年 Vol.1 No.1	De-escalationを総括する	岩田健太郎

J-IDEO [ジェイ・イデオ・プラス] J-IDEO Vol.4 増刊号
Journal of Infectious Diseases Educational Omnibus

文献略称 **J Ideo**

2020 年 4 月 10 日発行

編集兼発行人　　青木　滋
発行所　　　　　株式会社 中外医学社
　　　　　　　　〒 162-0805　東京都新宿区矢来町 62 番地
　　　　　　　　電話（03）3268-2701　FAX（03）3268-2722
e-mail　編集部　jideo@chugaiigaku.jp
　　　　営業部　sales@chugaiigaku.jp
口座振替　　　　00190-1-98814 番
印　刷　　　　　三報社印刷株式会社

※予約購読は前金にて最寄りの医書小売店または小社まで直接お申し込み下さい．
　2020 年（4 巻 1 号〜 6 号）
　2020 年度前金予約購読料（本体 13,500 円＋税），送料当社負担